U0027702

筋膜
修復‧重塑
徒手按摩全書

圖解9大部位 × 6大手法

40年資深治療師的疼痛緩解＆身體復原指南

FIX IT WITH
YOUR HANDS

RESHAPING FASCIA FOR PAIN RELIEF AND IMPROVED FUNCTION

南西‧約翰斯 Nancy J Johns ——著 楊雅婷——譯 凃俐雯——審訂

目 錄 CONTENTS

※ 接受過額外培訓的人員可利用本書中所描述的治療技術，評估在個案
中使用介入治療是否適當。

※ 執業者在使用該治療技術時，有責任確保患者和治療提供者的安全。

Part 3 局部解析

Part 4 結語

［ 審訂序 ］

　　肌筋膜的治療手法早就已經被使用很久了。大家都知道肌筋膜緊繃會導致疼痛，對於某些描述肌筋膜問題的名詞更是非常熟悉，像是肌肉裡面摸起來像是硬塊的區域，我們將之稱為「氣結」，而氣結裡面有壓了會產生疼痛的點，則稱為「阿是穴」。

　　這些在肌筋膜學裡面都可以找到對照的稱呼，例如俗稱的「氣結」，其實是因為血液循環變差、代謝廢物無法排除，導致持續緊繃的「條索狀的肌肉」，而其中的阿是穴，就是肌肉內高度敏感的小點。壓下去不僅會產生劇烈疼痛，這些疼痛甚至會放射到其他部位，西方醫學便將其稱為「激痛點」。

　　不管是東方或者西方醫學，都對於肌筋膜問題有著相似的解釋，但是卻一直欠缺肌筋膜的整合知識。而《解剖列車》剛好完整了這套理論，根據解剖學的證據，把身體的筋膜連結成一條一條的線，就稱為「筋膜線」。筋膜線的概念確立，讓大眾開始可以用比較簡單且直觀的方式理解肌筋膜。自此，世界各地的專家便依據此理論，發展出許多評估與治療的方式，改善了許多人的身體。

　　而這本書的作者也是其中的佼佼者。大家比較熟悉的治療手法比較像是重壓按摩，或者直接對激痛點進行單點的按壓剌，然而對筋膜來說，過重的手法反而會產生破壞。

　　在筋膜治療領域，最重要的是能否順暢的滑動，而非哪裡痛就用力壓哪裡，反而是要用手輕柔地感受，察覺筋膜是往哪個方向的滑動不順暢，再決定該往哪個方向推動筋膜。施行時，要感覺手底下的條索狀肌肉像融化一般變軟，而不是重壓肌肉、痛到肌肉收緊變得更硬。簡單來說，按摩不是按到痛才會鬆、才有效。有效的肌筋膜放鬆按摩是非常舒服的，按完之後應該覺得肌肉更柔軟、身體的延展性變得更好，這樣才是對的。

　　本書將放鬆與改善筋膜的手法非常淺顯易懂的表達出來，相信對許多筋膜工作者與一般民眾都有莫大的幫助。

超越復健診所副院長　凃俐雯醫師

［ 致謝 ］

編寫本書時最棒的部分，就是得以在許多人的支持與協助下完成這本書。首先，我要感謝我的患者，鼓勵我將這項治療方式與其他治療師分享。我就快要退休了，而將我的想法和觀察傳承下去，似乎是繼續幫助持續性肌肉骨骼疼痛患者的最佳方式。

我要特別感謝我的攝影師佩姬・麥考菲利（Peggy McCaffrey）與我分享她的時間和專業知識，還有攝影師貝絲・布蘭肯（Beth Blanken）和傑米・斯卡利（Jamie Sculley）幫助我填補缺漏。我也要感謝我的患者茱蒂（Judy）、莘蒂（Cindi）、黛 （Dava）、戈登（Gordon）和珍妮佛（Jennifer）願意配合拍照。插圖是用來解釋這項技術至關重要的一環，如果沒有您們，我們就無法完成這本書！

我要感謝馬克・麥克納布（Mark McNabb）協助我將模糊的想法轉化為封面構想。非常感謝我的老朋友隆恩・維爾紐斯（Lone Vilnius）為我設計封面，並且完善本書中的所有插圖。

安妮・瓦赫（Annie Wach），謝謝妳改善了我在書中的文字表達和標點符號運用。來自猶他大學的貝絲・卡德爾（Beth Cardell）亦提

供了相當寶貴的反饋，提升了本書所呈現想法的準確性和清晰性。謝謝您們兩位的細心和努力。謝謝您，約旦·本森（Jordan Benson），您的建議讓這本書更適合年輕的實踐治療師。也謝謝瑪莉·威科夫（Mary Wyckoff）為本書做最後的編輯校稿。

那些我沒有提到名字的朋友們，我要感謝他們針對本書提出反饋，用他們的疑問和熱情支持我的計畫。我也要感謝我的丈夫提姆（Tim），他不僅支持和鼓勵我執行這個計畫，他也是我多年來職業生涯中的支柱。您是我翼下的風，讓我展翅高飛。

二〇一八年九月

[引言]

　　我們所受的訓練造就了我們的治療手法。很多治療師運用他們從解剖學和肌動學課本中學到的慣例治療方式，機械式地分析患者身體功能失調的原因，並據此選擇幫助患者康復的治療方式。接受培訓時，我會想像自己正在建造一具身體，而第一件要做的事，便是將骨骼結構和骨架排列開來，並用韌帶綁在一起，然後將肌肉從不同角度繫在骨骼上，讓骨架可以活動。接下來，用血管和神經貫穿整個身體，提供營養和活化身軀。這是我的慣例作法，若患者的身體表現不正常，我就會觀察上述結構以尋找治療方式。但是，如果身體是由充滿液體的囊體和層層細胞組成，而這些細胞又形成了不同密度、特殊性和複雜性的組織，直到衍生出來的生物體可以像完整的生命體一樣運作，那又該怎麼辦呢？這就像胚胎一路成長，成為有生命、會移動的生命體一樣。當您使用這樣的印象做為模板分析功能障礙時，便可從不同角度觀察功能障礙。

　　本書主要是為處於職業生涯早期階段的職業物理治療師所撰寫，根據治療師們對筋膜的初步瞭解，幫助他們建立慣例治療方式。當用此書為範例治療肌肉骨骼功能障礙的患者時，有可能遇到目前還不太明白的

解決方案，但我相當確信按摩治療師、整脊治療師、運動傷害防護員和其他許多領域的治療者也能善用這本書。雖然我是一名職能治療師，但也曾受過職能治療與物理治療訓練，並且經歷過書中描述的臨床狀況。我主要藉由治療成年人來獲取經驗，而有些從業者則習慣使用這些技能進行針對兒童的治療。

這本書不是文獻回顧，其中所述技能的效用也沒有經過獨立驗證。在醫學變得以商業為導向之前，治療部門的資深治療師有充裕的時間深入指導新手治療師，並與他們分享自身知識，但是如今情況已不復從前。本書便從這個角度切入編寫，我也將在本書中與讀者分享從自習、修習課程和治療患者時所學習到的知識。我特地選擇用輕鬆的口吻來介紹本書內容，希望能讓讀者覺得淺顯易懂並且容易上手。也希望讀者能夠根據自身的觀察結果更改本書所述技術，甚至在更有經驗後，可以發明新的鬆解術。

肌筋膜鬆解術可以使用在許多不同的領域當中，即使不同的從業者通常都已領有該領域執照。本書內容完全沒有企圖要改變專業人員的執業範圍。在應用這些技術之前，您必須先在執業範圍內評估客戶是否適合接受肌筋膜鬆解術治療。我建議每個人都將以前讀過的肌動學教課書放在手邊，以提醒自己本書中所提到的身體結構常用到的動力。

治療筋膜的方法有很多種，這項研究領域近年來發展迅速，有些技術強調持續按壓，有些則強調動態釋放；有些技術需要施加非常大的壓

力，有些則非常輕；有些自療技術強調使用物理工具，例如，用球或滾筒來施加壓力鬆解筋膜，就像對海綿施加壓力一樣。本書中描述的技術融合了我從患者身上及他處所學，使用的短暫累加式的鬆解術，以建立新的形狀或整體。在我的鬆解術中，我會進行推開、伸長、軟化動作，有時還會捏起軟組織以改變它。這些不僅僅是花式伸展，身體組織的一致性、形狀和彈性均可改變，並且經常發生。肌筋膜鬆解術幫助許多患有持續性肌肉骨骼疼痛的患者，得以緩解限制引起的疼痛並恢復平衡運動模式。我希望本書在實踐上能有所助益。

除了單純翻閱本書中討論筋膜限制如何導致功能受損、引起疼痛的章節，您也可以在不同領域中應用本書所言，即使您對潛在問題的見解有所轉變，也可以繼續使用原本的技術解決問題。就算缺乏這些技術，本書也會幫助您更新自身分析，只要針對經常服務的族群，查看幾種最適合他們的介入治療，並將這些鬆解術與其他技術做結合即可。又或者您也可以採用本書的整套方法，並從基礎層面上改變原本作法，在幫助患者的路上持續開發新手法。

在翻開本書時，您首該做的是將過往的訓練當成參考工具，而非用以檢視的放大鏡。以視覺和觸覺直接觀察面前的患者，以更精準分析、了解患者的問題所在以及該如何幫助他們。不要只是把過往的診斷方法和綜合症狀套用在患者身上，檢視哪項符合他們的情況。每次診斷新患者時，都應該從頭開始：聆聽患者的經歷，用訓練有素的眼睛觀察，並

確認您在患者身上感覺到的事物，才是患者身體的真實現況。完成上述的分析後，再來評估是否可以徒手治療患部。無論您如何使用這本書，我都希望本書所傳授的技術，能協助您幫助患者找出如何改善肌肉骨骼平衡，以及癒合的方法，並與我一樣能從過程中感到喜悅與成就感。

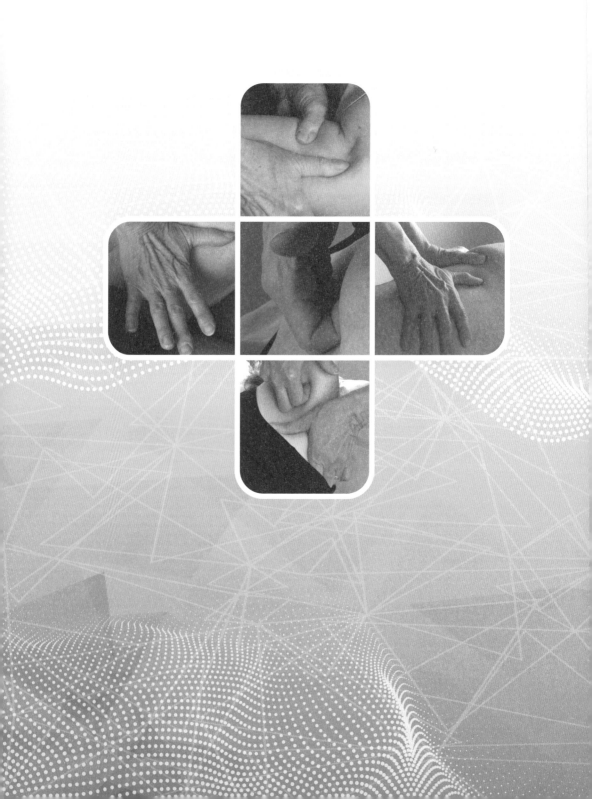

Part 1

筋膜治療
Working with Fascia

筋膜治療概述

　　身為治療師，我們幫助各式各樣的人克服疼痛、功能障礙和殘疾。很多時候，患者獲得了很好的治療效果，但有時，有些患者的情況就是無法得到我們所期望的改善。他們看起來都很積極並且願意配合，但是療程就是不起作用。有些運動會改善疼痛，但是運動過多或過少會讓症狀惡化。有時患者告訴我們，他們能夠做一些更具挑戰性的活動，但是第二天疼痛感更劇烈。他們練習完後，非但沒有變得更強壯，還感到更痛，又或者身體某一部位的疼痛減少了，卻在其他部位增加了。治療師和患者雙方都對此狀況感到沮喪。到底是怎麼回事？

　　並非所有的功能障礙都是因身體力量弱或協調性差造成的。有時肌肉似乎有在運作，但我們的介入治療無法更加強化它。當這種情況發生時，問題可能出在筋膜上。

什麼是筋膜？

筋膜是一種有生命的網狀物質，一個延伸貫穿全身的單一系統。雖然近年來對筋膜的關注有所增加，但我們對它的認識仍處於摸索階段。然而，本書並非針對筋膜的研究文獻回顧。我所讀過對筋膜做了最詳盡描述的文獻之一是湯瑪斯・邁爾斯（Thomas Myers）所撰寫的《解剖列車：針對徒手及動作治療師的肌筋膜筋線》（Anatomy Trains: Myofascial Meridians for Manual and Movement Therapists）第一章。我們開始可以看到與筋膜相關的文章出現在各類專業和非專業期刊上，有些文章更提供了充分的實證根據。我強烈建議從業者應該對筋膜研究領域的新發現做進一步的探討，但在本書的開頭，我要與您分享我對筋膜的理解與想像，以及這些看法如何對這個領域的工作產生幫助。

首先，想像筋膜是如何包覆和貫穿全身的。如果您無法想像，請務必上網搜尋，看看姚・克勞德・楊伯特（Jean-Claude GUIMBERTEAU）的《皮下漫步》（Strolling Under the Skin）所提供的筋膜視覺效果，可說非常有趣。另一種視覺化筋膜的方法是將它與柳橙中的「結締組織」作比較。皮膚下面有一層完整的包膜，其中物質或多或少附著在包圍著每一片柳橙瓣的物質上。這個物質則細緻地連接到柳橙瓣內包覆果汁的物質上。我們身體的筋膜附著在皮膚上，而身體可以藉由筋膜與皮膚的接觸來操控筋膜。筋膜環繞肌肉並將它們區隔開來，最終將它們分成更

小的肌肉纖維束。筋膜連接肌肉群，並以三維方式分散正處於收縮狀態的肌肉的力量和活動。筋膜以不同密度從肌肉周圍延伸到肌腱和韌帶上，甚至延伸到骨膜和骨骼上。

筋膜是鞘狀或片狀結締組織，亦是任何可解剖、聚集在一起的結締組織。筋膜在皮膚下方形成，以附著於、包圍和分離肌肉和其他內部器官。

筋膜系統貫穿全身，由軟組織、含膠原蛋白組織、疏鬆結締組織和緻密結締組織的三維連續體組成……筋膜系統滲透並包圍所有器官，肌肉，骨骼和神經纖維，賦予身體功能結構，並提供了一個讓所有身體系統能夠以一體化方式進行運作的環境。

（艾斯尊、赫德利、施萊普、史德克＆尤賽索伊，2017）

由於大家對筋膜越來越感興趣，關於筋膜的研究也在持續增加中，筋膜研究協會最近成立了一個工作小組，旨在以筋膜的物理組織和筋膜系統的功能來作區分，為筋膜下一個更明確的定義。

另一個視覺化筋膜的方法是想像自己在處理生肉。準備烹煮雞肉時撕開雞皮，那層拉長撕掉的黏糊糊物質便是筋膜；用來區分和定義腿

部、大腿、或乳房內不同肌肉的物質也是筋膜。當筋膜往雞肋末端的肌腱聚集時，甚至可以看到筋膜變得更加特殊和密集。我們有幸在受訓期間參與大體解剖，就算沒有特地研究過筋膜，也得以視覺化筋膜的外觀。您也可以想像看看，要如何分割或切開大體，才能找到想看到的不同結構。

　　身體擁有這層生命網狀系統的目的到底是什麼？這是我們才剛剛開始學習和瞭解的主題。筋膜最顯著的功能是支撐、分離和組織肌肉，以及延伸進入肌腱和骨骼。我很喜歡告訴患者，筋膜就像是 A 字型帳篷中的細繩──想想看，是什麼東西支撐起帳篷，帳篷杆或細繩？除了杆子（骨架）外，細繩（筋膜）對於結構的外型、張力和平衡非常重要，而結構指的就是帳篷，或是我們的身體。除了這種結構功能之外，有人還觀察到筋膜有活化和組織肌肉活動的功能。當筋膜連結在各種肌肉群上時，它會發揮機械作用，促使肌肉沿著筋膜線收縮。《解剖列車》（邁爾斯，2014）詳細描述了這個情況。筋膜還為器官提供結構支撐、健康的筋膜是構成本體感覺的一部分。接受肌筋膜鬆解治療的患者通常會敘述，當他們的特定身體部位得到鬆解後，這些部位的身體覺察能力提高了。當人們肢體受傷時，他們會有種受傷部位與身體剩餘部位接合在一起的感覺。該領域的許多人認為，我們越深入研究筋膜的通訊功能，越能擴展對這個主題的理解。

　　近年來，很多人寫了許多使用滾筒、筋膜球和其他工具進行自我肌

筋膜鬆解的文章。我讀過的最好的建議之一來自凱利・史達雷（Dr. Kelly Starrett）與茱麗葉・史達雷（Juliet Starrett）共著的《久坐人靈活解方》（Deskbound: Standing Up to a Sitting World）一書中最後一部分。自我保健，又或者是書中提到的身體保養，在許多情況下都非常有用。但是這種鬆解筋膜的技術與我們在本書中探討的手動技術略有不同。

　　當我們使用工具來進行自我治療時，主要是壓迫皮膚和下層結構之間的筋膜，其用意在於壓迫身體受限部位可以軟化組織，甚至可以幫組織補水和增加組織滑動，就如同擠壓和放鬆海綿一樣。本書中探討的手動技術包括壓迫法，也包括從各種角度伸展身體，以減輕身體受限並且緩解僵硬。這兩種技術之間的差別，就如同按壓海綿和擰乾洗碗布之間的差異。治療師的手可以觸及患者身體上更多的位置，和對身體施加更多的力量，而治療師施加的能量構成了鬆解術的動態部分。患者經由鬆解術放鬆的能力加深了他們對身體變化的洞察力。作為保養身體的工具，自我肌筋膜鬆解非常有用，而當治療師在治療環境中嫻熟地使用其專業知識、精力和直覺來進行肌筋膜鬆解術時，這項技術會發揮更多效能。

筋膜受限

　　當筋膜可以順暢滑動、水分充足、支撐結構處於最佳對齊狀態時，我們並不會注意到它的存在。但有時重複性損傷、創傷、或是兩者一起會導致筋膜無法以這種平衡的方式發揮作用，因而引起疼痛和功能障礙。在本章節中，我主要講述的內容是我的觀察和經歷，以及其他教師和從業者的陳述，與本書大部分的內容一樣。隨著該領域的不斷發展，我們會看到更多的研究成果，甚至更深入地了解這個主題。

　　我將身體吸收打擊、碰撞或摔倒所產生出來的能量想像成，筋膜像有生命的蜘蛛網般沿著力線固化，以對此異常強烈的動作作出反應。也有些人經歷過將創傷的情緒固化到身體組織中。無論筋膜以上面哪一種方式發生變化，筋膜受限模式會立即發生。筋膜受限可能會、亦可能不會沿著肌肉群線發生。力量通過筋膜系統網分佈出去可能是身體保護自己免受更嚴重傷害的一種方式。

　　筋膜系統受到攻擊後，它要如何恢復健康黏稠的狀態？伸展和動態運動比肌力強化運動（strengthening）更能有效建立健康的筋膜系統（施萊普＆米勒，2012）。不幸的是，許多人在發生事故或創傷後，沒有消除筋膜系統發生的變化，而這些變化可能會衍生問題。您肯定聽過不少患者敘述自從「事故」發生以來，他們身體就變得不太對勁，而經年累月以後，問題可能會越來越多。患者的初始創傷部位會有一定程

度的癒合和修復，但是創傷衍生的變化會存留於筋膜系統中，而患者學會適應這些尚未解決的變化。我們的動作模式會改變以併入受限組織。隨著時間的推移，與這些結構變化相關的損傷會產生不對稱的壓力，而這些壓力可以延伸到其他部位。大家大概都知道我們可以改變步態來適應足部疼痛，但是最終會導致臀部疼痛，因為臀部被迫以不良姿勢運作。這種情況也有可能在較不易察覺的層面發生，例如創傷導致肋骨些微旋轉，如若這個問題沒有解決，最終肋骨底部的不平衡狀態會導致上方的頸部和肩膀很難動作，進而造成頸部和肩膀問題。

當患者全身多處受傷時，另一種現象也有可能發生。我在工作中經常和 50、60 歲的患者接觸。他們有時會敘述自己在 20 多歲時受過傷，像是自行車事故或運動傷害，但是已經痊癒的差不多了。接下來，他們在 40 多歲時可能發生了摩托車事故，或因始料未及的突發劇烈動作受到損傷。雖然情況並不嚴重，但足以讓他們疼痛數週。最終，患者恢復到不再感覺到損傷的程度。接下來，他們又經歷一次輕微的創傷，可能是在花園或健身房跌倒，或者是扭／拉傷。但是這次，疼痛遠遠超過他們根據意外的嚴重程度所預期的程度。前一次意外中發生的事，加上再之前意外發生後尚未解決的筋膜受限問題造成非典型損傷。然而，傳統療法很難解除這一類型的限制，除非解決整體問題與其中每一個小環節。

另一個導致限制發生的原因可能與發炎有關。此理論建立於炎症是

有黏性的看法，因此當受傷、肌肉和肌腱以錯誤的角度重複性運作，都跟結構發炎有所關聯。患者有可能是主動以錯誤的角度進行肌肉活動，例如不良的姿勢或違反人體力學的動作。患者也可能非主動地錯誤活動，例如當肌肉群或關節因損傷不能正常排列，進而只能以彆扭的角度反覆進行活動時，炎症便會發生。炎症可能會持續，亦甚至有可能消除，但炎症殘留的黏性會導致肌鞘變得過於僵硬而不能自在地運作。黏性也可以將相鄰的肌鞘綑綁在一起，使它們不再能夠有效地相互滑動。這個情況可能會限制活動範圍，並增加疼痛。

筋膜受限如何導致身體功能障礙

　　我在治療患者時羅列了以下的觀察，而患者的身體結構表現得就像下列變化真的發生過一樣。我並不知道筋膜受限確切的機制為何，但是這些印象成功協助我處理了許多患者筋膜受限的困擾。

- **有時肌肉摸起來就好像被過度包覆一般，觸感很完整，但是非常緊繃。** 肌肉外層似乎沒有其他肌肉來的柔韌有彈性，彷彿被帆布而非 T 恤材質的布料覆蓋。在這種情況下，肌肉無法完全收縮，因為這種半僵硬覆蓋物所能提供的空間不足，導致肌肉無法完全膨脹。出現這種狀況的患者常會說他們試圖運動緩解疼痛，但是疼痛不減反增，又或者就算努力實行居家運動計畫，身體仍然沒有強化。讓我舉一個例子，設想有位患者因為從事大量的園藝工作，長時間過度使用二頭肌，導致二頭肌輕微受傷，以及肌鞘與肌腱發炎僵硬。患者或許會說他們的前肩和上臂疼痛，經過一段時間的休息和恢復性治療，二頭肌肌鍵或許恢復良好，大致上可以正常運作。但若是二頭肌肌肉無法收縮自如，患者的肩膀功能便會持續處於受損狀態，而僅僅靠運動並無法緩解肩膀和上臂疼痛。這個時候若進行肌筋膜放鬆軟化受限部位，便可以大大緩解患者的疼痛並且促進傷口癒合、血液循環，最終便能強化受限部位。

- **有時肌肉摸起來有如肌肉組織過於僵硬，無法伸長，彷彿肌束固體化或纖維化了一般。**這種觸感跟上述肌肉被過度包覆時的觸感又有所不同；不僅僅是表層肌肉，深層肌肉都是僵硬的，感覺就像是在觸摸濕硬的沙子一般。肌肉雖然可以移動，但是一次只能動一點。受損的肌肉侷限了拮抗肌啟動後所能伸長滑行的幅度。舉一個例子，患者完成膝關節手術後，他們的股四頭肌就會陷入這種狀況。我有許多患者在完成膝關節置換手術後，無論重複做了多少次膝屈曲運動，膝蓋還是無法活動自如。當患者在做膝屈曲運動時，若能專注於放鬆與充分伸長股四頭肌，疼痛通常可以即時緩解，膝蓋活動度亦可獲得改善。

- **肌腹邊緣感覺起來經常像是黏在一起，不能順暢滑動。**當肌肉邊緣光滑並且運作良好時，您可以感覺到指尖滑入肌腹之間的凹槽中，並可以一路沿著肌肉的邊緣滑動，就像是手指在鬆軟的繩辮上滑動一樣，而且邊緣處有彈性。但是如果兩條繩索（肌肉）黏在一起，那麼肌肉之間的縫隙感覺起來比較鈍，彈性比較少，手指也不易在此處滑動。身體任何地方都可能發生這種狀況，但是上臂和大腿發生的頻率較高。股四頭肌的外側邊緣在動作過程中拉動外展肌的邊緣，反之亦然，會造成臀部出現不易察覺但持續性的旋轉以及疼痛。這種情況很難解決，除非這場大腿中的拉鋸戰得以解決。另一個常見的例子是，如果位於止點位置的胸大肌和三角肌不能相互順暢滑動，肩帶的整體平衡則會受到影響。

- **您可能會覺得身體局部受限的部位感覺起來好像一坨膠水乾掉並固定在組織上，讓關節或肌腹不能順暢動作。**這讓我想起用微波爐解凍雞肉後，雞肉的外側開始稍微被煮熟的樣子——組織有些乾燥，並且沒有彈性。當患者的組織觸感跟上述相同時，您可以用雙手鬆解、軟化並解除限制，讓組織好像已恢復到較有彈性的狀態一樣。很多時候，這類型局部受限發生在有許多結構互相摩擦的部位，就好像摩擦力是造成組織變化進而導致受限的原因一樣。我經常藉由觸診在前斜角肌底部和胸肌中發現軟組織受限，而這個僵化狀況似乎更加拉緊斜角肌，增加上頸部和顱底疼痛。這個狀況真實發生，即使實際上受限部位更為下層。當結構如上述般固化時，它會造成關節失去平衡，並隨著時間的推移導致關節疼痛。例如，如果位於止點位置的棘下肌和肱三頭肌，在後三角肌下方發炎固化，以至於後肩盂肱骨關節中形成一塊彈性較小的軟組織，整個關節就會好像向前傾斜一樣。這個狀況導致肱骨頭被往前推，以至於前部結構緊繃。在這種不良動力環境下，這些不平衡狀態造成了重複性疼痛。而只有後部結構軟化以及鬆解，使關節回到其平衡位置後，前肩盂肱骨關節的疼痛才會完全消失。

- **有時肌肉邊緣靠近骨骼的部分可能是僵硬的，並且重複性處於緊繃狀態。**當您慢慢壓入深層肌肉中時，越接近骨骼，您越可以感覺到肌肉在密度上的變化，就如同您把布丁擺在空氣中，它的邊緣會變得硬硬的；雖然布丁的外層密度比較高，但是仍然和內層軟的部分是一體

的。您會注意到大部分肌腹仍然會收縮並具有柔韌性，但是患者仍然持續感到疼痛並且肌肉容易疲勞，就好像患者初次受傷後，他們的肌肉小心翼翼的運作，收縮力道只有中等強度。在這種情況下，肌肉無法一路收縮至骨骼止點，亦無法一路放鬆至那麼遠的部位，因此肌肉僵化的問題無法消除。當我們在這部分肌肉軟化僵化的筋膜時，患者可能會感到疼痛。筋膜一旦鬆解，肌肉還會暫時變弱。然而，當患者再進行訓練，整塊肌肉可以自由收縮和放鬆時，便可看到患部受到治癒，最終得到強化。因這類受限長期存在，患者可能需要接受多次治療才能獲得完整的效果。

- **患者有的時候似乎全身筋膜嚴重受限，無論筋膜是前－後走向或是對角線走向。**我發現這種情況比較常發生在經歷了摔傷或其他運動傷害的患者身上。當您藉由望診分析處於靜止狀態中的患者並嘗試瞭解患者身體不對稱的原因時，您可以嘗試找到患部，並對您觀察到的患部兩端進行鬆解。有時，當您正在治療患者身體某一個部位時，他們可能會告訴您他們身體的另一個部位有疼痛、拉扯、刺痛等感覺。用這種方式治療患者身體就像在一籃圍巾中進行揀選，拉到的圍巾兩端都不是來自同一條，但最終您會找到同一條圍巾的兩端。請您將手放在似乎有關聯的受限軟組織上，以直覺拉緊各部位的筋膜。如果您感覺到連結，也就是同一條圍巾的兩端，請加深鬆解。

筋膜鬆解基礎原理

肌筋膜鬆解治療乃為增加軟組織的活動性，請利用您的臨床培訓經驗，確定這種治療對患者是否安全（稍後將介紹注意事項）。

接觸點

要改變患者皮膚下面的筋膜，治療師的手必須（透過患者的皮膚）與患者皮下的筋膜結構有所連結。治療師的手上任何相對平坦的部位都可以作為接觸面，接觸並抓住患者的皮膚，以及皮膚下面的受限筋膜。在接觸點上，治療師將自己的皮膚與患者的皮膚貼合，使患者的皮下發生移動或變化。下頁開始，為不同接觸面的範例。

筋膜鬆解示範 1 　　整 隻 手

　　如果需要鬆解的身體表面面積夠大，您可以將整片手心和手指表面貼合在患者皮膚上，並用整隻手對下方筋膜大範圍施壓以進行鬆解。

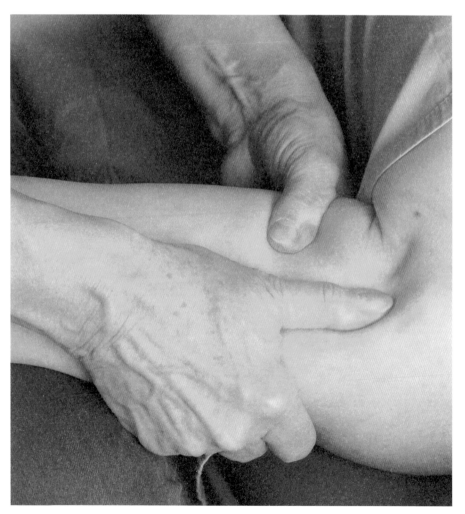

接觸點為整隻手。

筋膜鬆解示範 2　　指 腹

您可以用幾隻或所有手指的指腹壓入並接觸需要鬆解的筋膜。

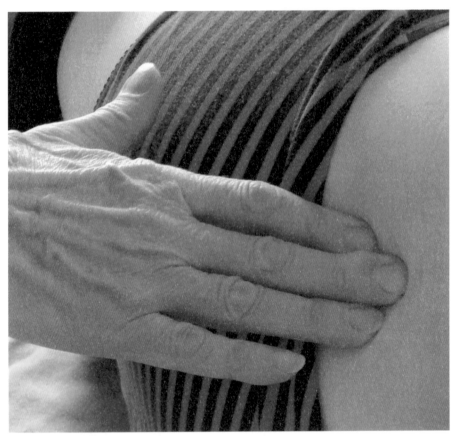

接觸點為指腹。

筋膜鬆解示範 3 　　　手 掌 邊 緣

　　您可以用拇指和手掌底部與患者的皮膚建立一條接觸線。您可以利用此接觸面在受限部位上移動，讓受限部位獲得大幅度鬆解。

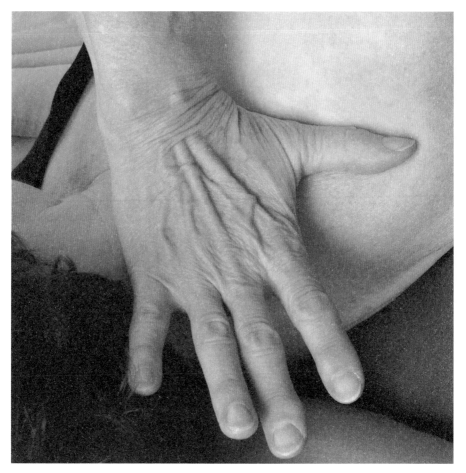

手掌邊緣為接觸點。

筋膜鬆解示範 4　　指 節 平 坦 處

　　使用指尖接觸患者的某些身體部位，可能會讓他們感覺過於尖銳，並且這些部位可能沒有足夠的空間讓您使用整隻手。您可以彎曲手指和使用手指的中段與（或）尖端段接觸患者的皮膚。將這一段指節貼合到患者的皮膚上，然後利用此接觸面進行鬆解。

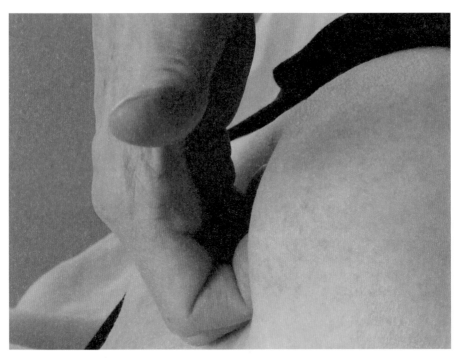

指節平坦處為接觸點。

筋膜鬆解示範 5 ┃ 固定手

　　進行鬆解時，治療師的固定手要與患者身體某一部分作緊密接觸，壓入筋膜受限處並且保持不動；另一隻手將筋膜拉離固定手，以進行鬆解。這就好像用一隻手握住一條煮好的義大利麵並保持不動，與此同時用另一手將麵條拉長。進行鬆解當中，固定手可以左右切換。

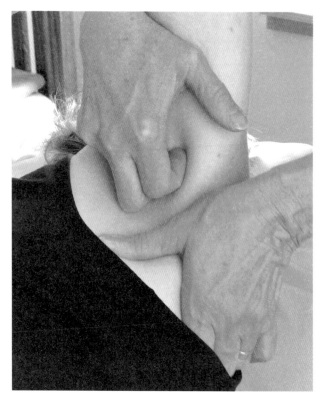

　　下方那隻手的拇指和手掌底部做固定用，而另一隻手的手指平坦處正在慢慢推開筋膜，以進行鬆解。

筋膜鬆解示範 6　　手指下垂

　　當您正在用雙手瞭解身體某一大範圍的肌肉骨骼平衡狀態時，手掌和手指必須保持柔軟，雙手的位置也必須符合正在探索部位的曲線。輕輕將伸出的手指放在身體表面，調整雙手和指頭的位置，以便完美地貼合患者身體，然後如前述壓入軟組織。

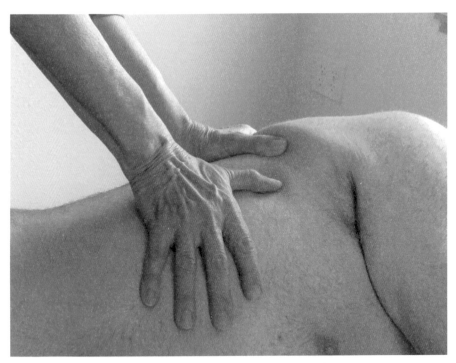

手指下垂以貼合您正在治療的區域的曲線，以便探索鬆解的角度。

筋膜鬆解常見用語

下述為本書用來形容鬆解術構成和過程的一些單詞或提示字。

● **集中注意力**

當您集中注意力時，您將注意力集中到當下，並將焦點明確放在雙手和患者身體之間正在發生的事。

● **壓入**

雙手壓入患者身體意指您透過雙手接觸點慢慢地對患者的軟組織施加壓力。您必須提高雙手與患者身體接觸部位的感知力，然後將注意力轉移到感覺患者的軟組織，並施加一些適當的壓力。如果有一塊石頭被埋在一英寸乾燥的細沙下面，然後在沙子上方鋪一塊薄布，您必須從薄布上將雙手壓入細沙中，直到摸到石頭為止。

● **拉撐－拉緊筋膜**

皮膚和軟組織具有一定的彈性和柔韌性，但因人而異。當您的雙手壓入患者身體時，請按壓軟組織，雙手盡可能地往反方向移動，直到這些組織的伸縮彈性已達最大值，這就是所謂的「拉撐」。當拉開動作停止，伸縮彈性已達最大值，這就代表筋膜拉緊了。而現在雙手之間的張力是隨著筋膜當下的張力和柔韌性而產生。當您在筋膜處於張力狀態的情況下稍待，您接下來會感覺到筋膜改變密度和長度、或是鬆解了。

● 跟隨鬆解方向行進

當您持續施加壓力時,筋膜的形狀、長度或密度會有所改變,但這些變化不會以可預測的、連貫的方式發生。起初您可能會感覺雙手接觸點之間的穩定張力,但隨後這股張力有所轉移。如果您處於中心位置並保持這股張力,雙手會往反向越離越遠,又或者一隻手會離另一隻手越來越遠。「跟隨鬆解方向行進」意指您不選擇進行鬆解的方向。一旦動作開始,您便任由雙手跟隨組織鬆解的方向行進,直到鬆解結束。雖然治療師與患者皮膚之間的接觸點沒有或幾乎沒有移動,治療師雙手接觸點之間的距離會隨著皮膚下筋膜形狀的改變而增加。

● 拉伸

筋膜在治療師手中常見的變化方式之一是「變長」。當覆蓋肌肉的筋膜鬆解開來,可能會沿著肌腹變長;當肌腹之間的筋膜變得不那麼僵硬並且變長,進而減少該區域的張力時,它也可能會變長;有時,是皮膚下覆蓋了很多結構物的筋膜鞘會軟化並打開,讓它以較小的張力覆蓋該區域。當拉伸筋膜時,便是以拉長筋膜的方式將它鬆解。

觸摸、速度，與意圖

肌筋膜鬆解術與眾不同的地方是觸摸的類型和您在組織上移動的速度。您不用觸摸到身體深處，但是您的觸摸必須具穿透力，而要達到這個目標的關鍵就是速度。治療師的接觸表面與患者的接觸表面的連接，開始了觸摸動作。為了讓接觸表面之間有阻力產生，請不要使用乳液或乳霜，並也要要求患者在治療前不要使用。如果患者使用了這些產品，導致您無法好好抓住患者皮膚，您可以戴上非乳膠檢查手套來接觸皮膚，以減少滑動。要成功執行肌筋膜鬆解的第一步，是治療師和患者之間的皮膚接觸必須不打滑。

我通常要求患者穿著寬鬆短褲，女性則要穿著寬鬆背心，以便我接觸需要治療部位的皮膚。若得到患者許可且有需要，您可以將手伸進衣服邊緣下以跟隨鬆解方向行進。有時，我會用一張被單或毯子蓋住患者。我不但可以移動它們以便我接觸到要治療的部位，同時也幫助患者保持溫暖舒適。您可以一隻手從輕薄的服裝上與患者身體接觸，並壓入他們的軟組織中，另一隻手的接觸點則置於患者皮膚上；也可以雙手壓入受限部位，然後往反方向移動拉緊筋膜。即使一隻手是透過衣服與患者身體接觸，您仍然可以充分拉緊筋膜以達到鬆解效果。

進行鬆解的第一步是擺放雙手，將手指輕鬆垂放在治療部位的曲線上，然後慢慢壓入身體並到達受限部位。逐漸增加壓力，但不要太快，

以免因壓入過深而錯過受限部位。同一受限部位在每位患者體內的位置有深有淺，不盡相同，甚至同一患者每次接受療程時，同一受限部位在他們體內的深度也會改變。當您感覺已抵達受限部位時，持續與患者皮膚接觸，但施加的壓力必須轉移。雙手接觸點要往橫向移動，不要往下壓入身體，雙手之間留出空間，準備將一隻手移離開另一隻手。等到張力有所變化或受限部位鬆解後，請跟隨鬆解的方向行進。患者有時會想知道您感覺到了什麼，您可以文字敘述觸覺帶來的印象。比方說像果凍中的柔軟水果，受限部位的密度與周圍組織的密度是不同的。

接下來「意圖」要登場了。肌筋膜鬆解的另一個關鍵是：治療師不應該想接下來要做什麼。您需要注意的是當下患者身體準備好要傳達什麼，而治療師需要集中注意力，才能做到這一點。您必須屏除雜亂的思緒，將注意力放在您雙手所感覺到的以及患者的身體上。接受當下的狀況。我發現有種作法對我很有幫助，我會想像使用雙手時不只手掌，還會使用到雙手到手肘之間部位，甚至更遠的部位感知患者的身體。我經常閉著眼睛工作來增加我的感知力。您的部分意圖旨在開啟您的「X光透視力」，想像出結構以及這些結構平常能夠執行的動作。

隨著筋膜拉緊並處於高張力狀態，一旦準備好便會鬆解開來。接下來，雙手以身體想要的速度和力量往鬆解發生的方向行進，直到鬆解結束。辨識筋膜鬆解的感覺是一項技能，而想要精進這項技能，您必須利用不同體型的身體重複練習。您越清楚鬆解是什麼感覺，就越能善用這

個工具，執行起來也越有趣！許多治療師認為鬆解感覺起來就像是太妃糖軟化和變長了，也像是在玩硬掉的黏土。如果黏土很硬，您必須慢慢地、持續地施壓來推動它。如果您推得太猛或太快，黏土塊就會裂開。您要試著持續和重複對黏土施壓，慢慢地、一次又一次地緩解、輕輕地處理、輕推和改變它的形狀和黏性。您也可以將筋膜鬆解想成在撫平床上毯子下面的塊狀物。您看不到它，但可以隔著覆蓋層確認位置。您可以拖曳這個塊狀物以改變覆蓋物下面的物質，而不是將它壓平。

當鬆解開始發生時，要跟隨發生的方向行進。鬆解可能沿著已知的一條肌腹路徑滑動，也可能沿著由創傷產生的能量路徑行進。鬆解的路線可以轉彎，也可能停止然後再次啟動。重要的是，您要確知肌筋膜鬆解與激痛點療法有所不同。肌筋膜鬆解與肌肉的收縮性組織無關，也不利用壓力來重置肌梭張力。肌筋膜鬆解緩解了結構之間的開口，並軟化了因重複性勞損或創傷而變得僵硬的筋膜。我會想像要將固化的筋膜絲基質變得黏稠，讓筋膜能夠如同平常那樣輕易滑動和伸展。這必須憑直覺進行，但若是加上您的「X光透視力」，直覺便會變得更準確。如果找不到鬆解發生的地方，此時便請收手。再次施以較小的壓力重新開始，慢慢地壓入患者身體，並確定沒有超過您需要關注的筋膜層。讓筋膜重新拉緊，不要按照自己的想法進行，而是要感受患者身體當下給您的感覺，跟著那個感覺走。一旦您領悟了鬆解組織的方法，才算萬事俱備。運用過去所學和直覺，傾聽患者並找出需要鬆解的身體部位。接下來，用雙手感覺那個部位來決定要如何治療，並進行徒手治療。

筋膜鬆解自我練習

自己簡單嘗試一下，看看會發生什麼事！請記住，不要在皮膚上擦乳液或乳霜。

自我鬆解練習 1　胸 骨 上 端

1. 將左手放在胸骨上端。取決於面積範圍，您可以放上整隻手或是只用指尖平坦處，但必須與皮膚有大範圍的接觸。

2. 將右手放在離右肩關節 2 或 3 英寸處，同樣要盡量與皮膚接觸。

3. 放鬆，集中注意力，不要預期會發生什麼事。

4. 按壓皮膚；壓入皮膚，但不要強行壓入。

5. 往橫向施力並慢慢增加力道，右手往肩膀移動，左手向左胸移動。

6. 稍作停留，感覺身體部位是否有所緩解，然後跟著鬆解的方向和節奏行進。

7. 如有需要，請改變位置。試著找到最好的進入角度或是與身體部位有更完美的接觸。

8. 同樣的，等待鬆解發生並跟隨發生的方向行進。

9. 您的手可能會在皮膚上滑動，但請盡量不要那麼做，因為推開和伸展動作不是在皮膚上方發生，而是在皮膚下方。

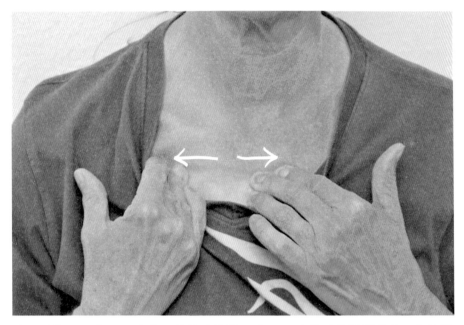

請用手指平坦處壓入皮膚，然後改變施壓方向，讓雙手往兩側移動，但要等
到表面下的筋膜軟化並跟隨軟化方向行進。

自我鬆解練習 2　　側 頸

　　如果您覺得前一部位不易試驗，又或者鬆解似乎沒有發生，您也可
以嘗試用側頸作試驗。請輕柔地對頸部施加壓力──不要往下施加太多
壓力，要緩慢進行推開動作。當您專注執行此任務時，手指要在頸部皮
膚上找出合適的接觸點，然後稍微壓入該處皮膚，以尋找皮下較為深層

的筋膜。接下來，雙手手指開始輕柔地往兩側移動，找出能夠拉緊受限部位或緊繃部位的最佳角度。等候並感覺筋膜鬆解的速度，並隨著筋膜在皮膚下伸展，逐漸增加雙手接觸點之間的距離。

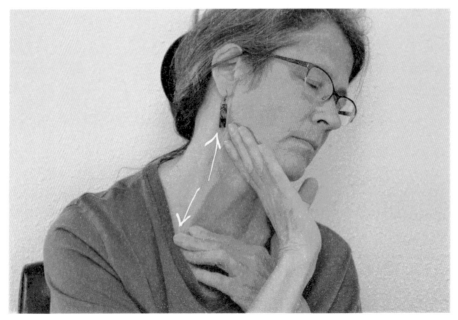

壓住皮膚往兩側推，看看您是否可以感覺到皮下筋膜鬆解，並跟隨鬆解的方向行進。

自我鬆解練習 3　前臂

另一個您可以試驗的部位是前臂。將前臂置於桌面，掌心朝上。另一隻手的手指放在靠近肘窩的前臂近端。集中注意力，用指尖平坦處，甚至是小指頭邊緣處壓入前臂。對手腕施加一些壓力以便拉緊筋膜，但不要在皮膚表面滑動。稍等一下。當您的手指前端在往手腕方向移動時感覺到軟

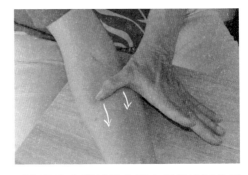

手指壓入上臂並從作固定用的手肘往手腕方向進行伸展，以推開前臂筋膜。這個方法不是要您一路撫摸前臂而下，要等到有深層筋膜鬆解的感覺出現。

化，請跟隨張力的變化行進。慢慢拖曳指尖和皮膚之間的接觸點離開肘部，慢慢往手部伸展軟組織。您可重複以上動作，慢慢感受。

無論您用哪一個部位作試驗，完成後觀察看看皮膚是否呈現粉紅色，代表您鬆解了該部位，並增加了該部位的血液循環。看看您是否能感覺出鬆解的一側和未經治療那一側之間的區別。您鬆解的部位是否出現微妙的變化——變得比較放鬆、敞開、有彈性或不僵硬？如果是的話，您可能已經與這個技術結下不解之緣，並急於再試一次。如果沒有，不要擔心。練習可以造就進步，而且並不是每個人都需要鬆解這些部位，之後會有機會再讓您嘗試一次。

建立多元學習系統

您或許會想知道能否只使用書本學習鬆解技術，很遺憾地，答案是否定的。因此我希望能透過本書的文字和插圖，指導您完成活動和練習，幫助培養可以重複運用的技能和增加經驗。我所會的鬆解技術大多來自於課程當中，以及從其他治療師處所學，但我也從患者身上學到了很多東西。我曾經花了無數個小時傾聽患者說話、感受他們的身體反應以及見證變化發生，因此造就了感覺的廣度和深度、直覺和分析與執行能力。所以是我的建議。

● **鍛鍊眼睛的「X光透視能力」**

留著您的肌動學課本，但還是要先觀察患者，感受他的身體正在做什麼以及如何執行動作，並想像皮膚下正在發生的事情。不要只是猜測，如果您認為自己正在觸診某一塊肌肉，請患者收縮那塊肌肉，看看是否判斷正確。然後查證課本內容確認想法、或是用以提醒一些您可能已經忘掉的資訊。

● **先拿自己試驗鬆解**

感知皮膚兩端的變化是非常有用的學習工具。

● **和同伴合作進行鬆解**

選擇准許您從其身體進行學習的同伴時，請記住，您最需要的是能

夠誠實口頭表達意見的人。關鍵是，他們可以根據身體的感受給您正確的意見回饋，以便將他們的意見與您所感受到的做配對。本書最後附有一張練習工作表，可能對您有所幫助。就這項練習的目的來說，受試者的體型並不那麼重要，更重要的是他們是否願意且能夠誠實告知自身感受，並且能洞察自身感受。這項練習的目標，便是得到有用的反饋。

● <u>試著為患者進行鬆解</u>

　　為需要鬆解的患者進行鬆解後所獲得的感覺，與對不需要鬆解的患者進行鬆解後所獲得的感覺非常不同。您不需要用未經實踐的技術進行整體治療，而是可以先稍加施行，在其他的治療方式中適當混入幾分鐘的鬆解。可以從能提供有用反饋的患者開始實行，直到變得更有自信和經驗，就能擴大施行範圍。

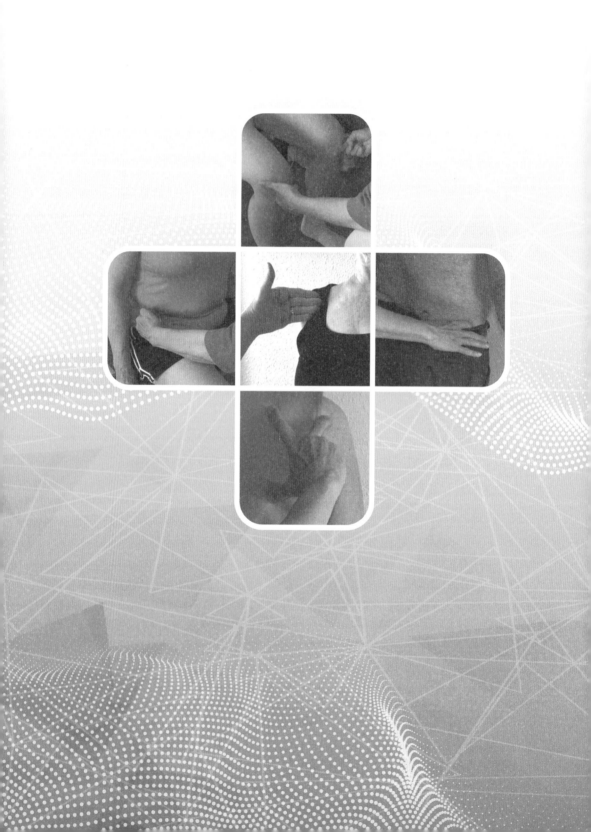

Part 2

傾聽、觀察、感受

Getting Started:
Listen, Look, Feel

傾聽

　　患者必須告訴您他們的經歷。對於您和患者來說，瞭解「患者發生什麼事」和他們「對這件事的感受」是很重要的。您可以以任何合適的方式開啟對話：「今天我該怎麼幫助您」、「您哪裡不舒服」、「您的身體怎麼了」、「從我們最後一次見面到現在，發生了什麼事」等。

　　您需要聆聽患者詳細描述他們的身體問題，理想狀態是他們會提及問題的起因。剛開始您會想要保持專注力，但重要的是，要聽患者敘述他們的受傷經過，並觀察他們在敘述事件時的情緒聲調。患者帶著殘存的恐懼、憤怒或羞恥情緒敘述事件經過，會影響您治癒他們的方法。像是如果患者的車從後方或側面被撞，或者他們摔倒時屁股或手先著地，您尋找身體受限部位的方式會也會因這些過程不同，而有所變化。

　　接下來，將討論話題轉移到當下的問題，詳細詢問患者疼痛或功能障礙的原因是什麼，以及是什麼因素加深了疼痛？這些話題將有助於您思索身體受限的位置，以及了解患者與疼痛／功能障礙的關係。若患者不知道是什麼因素減輕或加深疼痛，可能難以評估自己的身體，並需要您指導如何有效注意身體給出的訊號。有時，身體筋膜持續嚴重受限，而且疼痛通常不會隨著不同動作改變。這也是線索——協助您找出患者身體何處出了更嚴重的問題。您常會聽到患有肌筋膜限制而疼痛的患者說，他們的疼痛會隨著不活動或活動過多而增加。這些患者會告訴您，

當他們在活動時當下感覺還不錯，但到了第二天疼痛就會增加；而如果他們不活動，疼痛亦會加劇。無論患者說了什麼，您都要從敘述中找尋引發疼痛的姿勢和運動型態的線索。運用您的肌動學知識，試著想像筋膜限制如何導致這些結果，或許可以從開始找出端倪。

首先詢問患者的疼痛部位，然後要求患者指出身體疼痛的位置加以確認。如果患者不太清楚，您可以請他們用手指向疼痛部位，以獲得更具體的概念。我們使用的解剖學術語跟患者所理解的並不完全一樣，肩膀可以指斜方肌上端到位於止點位置的三角肌之間的任何部位；背部疼痛可以是肋骨底部、腰椎、或薦椎部位疼痛。您要如何開始探索這些部位，會因患者提供的資訊而有所不同。

如果患者告訴您，他們曾經試著運動或接受更傳統的治療，但是沒有效果或是情況變得更糟，他們的筋膜可能就受到了限制。肌肉可能被過度緊緊包覆，無法有效收縮，導致肌腹之間的限制變得干擾拉力線的準確度。如果筋膜受到這樣的限制，在限制解除之前，肌肉訓練是於事無補的。詢問患者哪些運動會引發疼痛可以提供您尋找限制位置的線索，若再加上口述疼痛位置效果更佳。觀察患者執行引發疼痛的運動也會有所幫助，您可能會找到活化的肌肉與您認為疼痛受限制的部位之間的關聯，又或者引發疼痛的動作會告訴您患者處於某一運動模式不平衡的狀態。

觀察

到了這階段，肌動學就會派上用場。在您進行探索時，需要運用曾受過的肌動學訓練來幫助您了瞭解限制如何影響正常的運動模式。請觀察患者的運動功能障礙，並運用感知人體動作的能力，利用回溯法找出身體受限的可能位置。請妥善保管您的肌動學課本，它們可以幫助您學習和獲得結果。

觀察 1	骨 盆

觀察患者整體，將您的注意力放在觀察患者的構造細節。首先檢查對稱性，所有動作和姿勢要以骨盆為基準。即使患者的主訴是頸部出了問題，我也會先檢查骨盆。我們可以用一個快速、簡單的方式開始檢查——就是讓患者坐著。當患者敘述

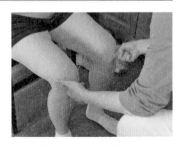

您有發現右膝蓋看起來比較前傾嗎？

完經歷後，請他們坐在您對面，將您的前臂置於中立位置（握拳並豎起大拇指），伸展食指並放在患者的膝蓋上。如果您的指尖不能平均碰到兩側膝蓋，則需要進一步觀察骨盆，這是因為某些部位沒有處於平衡狀態。有時患者會察覺身體的不平衡，試圖改變身體姿勢以「挺直身體」。但如果骨盆不平衡，即使在調整姿勢後，您仍會看到指尖之間還有間隙。

觀察 2　髂骨前上棘

接下來，詢問/告訴患者您要觸摸他們的髖部。將手平平地放在骨盆外側，看看是否可以找到／觸摸到髂骨前上棘的突出部位。一旦您用平坦的手部找到它的位置，就很容易鎖定這個部位。如果只是用指尖在骨盆各處亂戳一通，就很難辨認

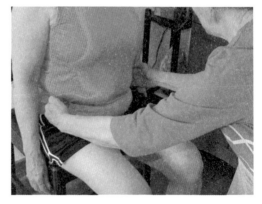

觸診髂骨前上棘以檢查對稱性。跟上述膝蓋的情況相同，右髂骨前上棘向前傾。

出這個部位。找到位置後，您可能需要將拇指或指尖放在兩端的髂骨前上棘，以詳細分析該部位是否有對齊。

要看看髂骨前上棘是否對稱，請運用您的肌肉運動知覺來檢查它們是否相似。您可能會發現一側的髂骨前上棘高於另一側，這表示骨盆的額狀面傾斜了。骨盆也可以是平的，但是繞著橫切面旋轉，而且其中一側比另一側內縮。骨盆的一側可能比另外一側容易上下旋轉，或者繞著矢狀面旋轉，尤其當患者的薦椎與髂骨之間出現問題時容易發生。有時，骨盆一側會比另外一側更靠近中間。無論您發現了什麼，請將其列入線索列表中。

觀察 3	胸 腔

既然您現在已經確定了骨盆的方向,就可使用「X光透視力」查看胸腔。胸腔是否位於骨盆上方?兩側胸腔底部與髂 之間的空間是否相同?下肋骨一側比另外一側更向前傾嗎?身軀和胸腔的一側是否比另一側來得短?

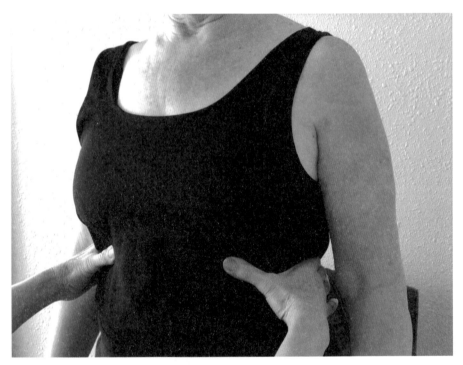

將雙手放在胸腔底部兩側可以讓您更容易發現身體有無任何移位。您還可以運用您的肌肉運動知覺來察覺身體有無任何不對稱處。

觀察 4　　肩膀

　　往上觀察肩膀部位，然後加大範圍觀察肩帶。這個複雜結構的平衡與支撐它的軟組織和肌肉系統有關。我喜歡把手指背面放在肱骨頭前方來幫助我做判斷。

　　一側肩膀是否比另一側肩膀更靠近頭、更向前、還是更往內側移動？兩邊鎖骨是否均等並且角度相同？肩帶兩側是否對稱排列，但是往胸腔一側或是另一側傾斜？有什麼結構可能會沾黏在一起或受限，造成您所看到的不對稱狀況？看看脖子是以肩帶為中心，還是向一側移動？

　　如果可以，就請患者站起來，並注意患者站起來時骨盆是否往一側或另一側移動？是否有一條腿比較往前伸，或是往回縮？起身時，全身重量是否平均分布？膝蓋是否指向前方？如果您懷疑患者的骨盆平衡有問題，您可以在他起身時將手放上他的髂骨前上棘，感覺患者身體一側的移動方式是否與另一側不同。

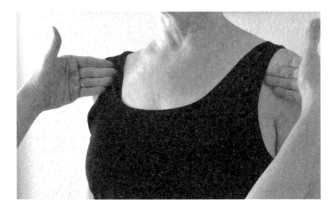

正在檢查兩側肩帶是否平衡。右側肩帶較為向前傾。

觀察 5	肩膀外展

　　我喜歡請患者將雙臂從身體兩側外展，與軀幹呈 90 度角並且手心朝上。此時可以觀察肩膀是否等高，以及肩關節是否能夠均勻外轉。觀察兩個拇指所指方向的角度是否相同？這個方式很適合用來瞭解患者的肩膀節律，受傷的肩膀也不會因為評估過程而疼痛得更厲害。

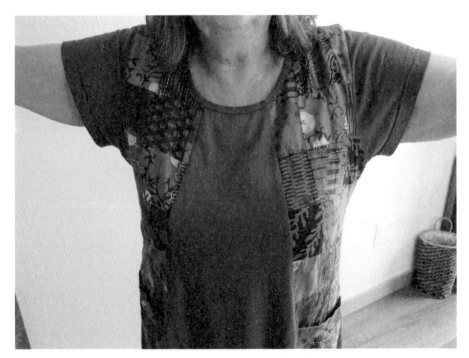

肩膀外展時的位置很適合用來評估肩膀動作的對稱性。

觀察 6	髂 嵴

請患者放下手臂並轉身。將您的雙手放在患者髂嵴兩側的曲線上，拇指在薦椎上尋找平衡。想像可能影響您察覺任何不平衡的結構，然後再一次尋找額狀面（兩側相同高度）、橫切面（身體一側比另一側更往前傾）和矢狀面（身體一側的旋轉不同於另一側）的對稱性。

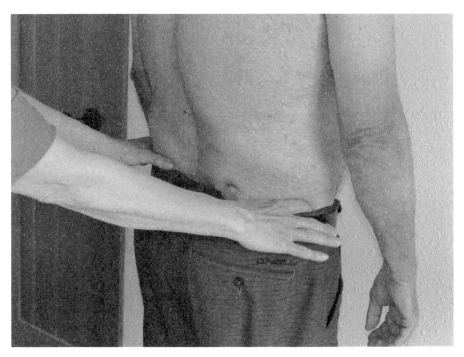

通過觸診髂嵴兩側進行骨盆平衡評估。

觀察 7　　肩胛骨

　　現在，將手指放在肩胛骨位置：拇指位於肩胛骨下角，食指位於肩胛岡的內側邊緣，中指位於肩胛岡的外側邊緣。您要觀察這兩個肩胛骨如何坐落於胸腔之上。它們離脊椎有多遠？兩側肩胛骨的旋轉量是否相同？兩肩胛岡的排列方向是否相同？當哪些深層軟組織受到限制時，可能會影響您的觀察？

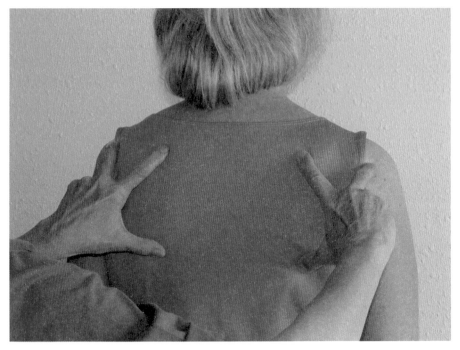

觸碰肩胛骨三個點可以幫助您發現它們坐落於胸腔之上時是否對稱。

　　有很多時候，您可能會看到肩胛骨不對稱，並想弄明白到底是一側太高還是另一側太低。根據我的經驗，通常兩者都有一點歪斜。當您準備觸診限制部位時，必須要兩側肩膀一起評估。根據經驗來看，肩胛岡的內側邊緣大約位於胸椎的第三節（T3）位置。如果頸子底部的凸塊是第七頸椎（C7），那麼再往下數三個凸塊便到達 T3，然後用手感覺出肩胛岡的位置。

　　您還可以觀察許多其他部位來協助您開始行動。您可以請患者做一個困難或會引起疼痛的動作，讓您可以更全面地分析問題背後的原因以及身體受限位置。當然也可以利用活動範圍對比測驗評估您關注的部位。請對至少五個人進行這一系列的檢查，看看這些測驗能讓您得到哪些益處，並開始鍛練您的觀察力。

感受

　　想像一下，有哪種力量可以將身體的軟組織輕輕拉到您正在觀察的位置。選擇一個部位開始並跟著感覺走，根據您的視覺評估，選擇一個部位並著手進行打開、伸展、或軟化動作。您選擇的部位有的時候會處於疼痛部位的另一側。例如，某一緊繃或受限部位可能將胸腔右側向下拉向臀部，但是患者感到疼痛的部位是被拉開的肋骨左側；或筋膜線更向前的位置會受到限制，影響疼痛部位（邁爾斯，2014）。也許骨盆和薦椎區域的限制會沿著筋膜線將軀幹向下拉，進而拉緊頸部底部並限制其動作。

　　請將患者對引發疼痛或功能障礙的力量敘述，與您透過肌動學知識（甚至透過您的藝術家之眼或裁縫技能）對身體結構如何協同工作的瞭解稍加合併，接下來選擇一個起點。您對這個起點的感覺和鬆解的部位會告訴您，是否該沿著這條筋膜線前進還是該嘗試別的辦法。

　　在這樣的診療中，您會遊走於治療和評估之間。您會藉由耳朵、眼睛還有手部觸感得知某個部位是否受到限制。請您將雙手緩緩壓入患者身體，感覺受限部位的深度。雙手慢慢地往相反方向移動，但持續保持與患者皮膚接觸，直到拉緊筋膜為止。持續對筋膜施加平穩的壓力，直到它開始軟化打開。

　　評估結果會告訴您患者的身體某一部位可能受到限制。即使您亟欲

得知觸診結果是如何與患者的訴求，或與您觀察患者身體所獲得的結果是否有所聯繫，但仍請跟隨限制發生的方向行進，聆聽它想要告訴您的事情，集中注意力並提供治療。

接下來，請挑選其他部位進行評估（檢查有無受到限制）和治療（進行鬆解）。隨後，我會根據經驗告訴您有哪些部位常常受到限制。隨著經驗的累積，您會更快地從不同患者身上判斷出有可能受到限制的部位，但仍須在患者的引導下進行肌筋膜鬆解，這與您在患者進診間之前就瞭解要做什麼事無關，而是要在當下理解患者，並按照這些線索幫助他們鬆解和痊癒。

其他準備事項

對話

　　與患者在治療過程中建立對話關係是非常重要的。在第一次療程中，我會向患者解釋肌筋膜鬆解術是什麼，然後我通常會在開始治療前聲明：「這是一種互動式的療程。如果在過程中，您覺得哪裡疼痛或是有所舒緩，請務必告訴我。」您不會真的希望患者在療程中喋喋不休，但您的確需要他們願意進行交流。聆聽患者的呼吸模式是否有所變化，或聆聽他們的嘆息聲，注意他們的身體是否變得僵硬。留意您是否很容易將手移往某一個部位，如果不能確定，請出聲詢問患者；即使您非常確定，也請與患者確認。這些問題可以幫助您改善技能和感知能力，使患者更信任您和您的能力。

　　有時人們會形容治療過程很疼痛或痛苦，但是「痛得很舒服」。這可能是因為緊繃疼痛的肌肉獲得舒緩，並進入新的位置。我會告訴患者：「當您第一次告訴我您覺得會痛，我會把它當成是一項訊息並繼續嘗試，直到您告訴我無法忍受疼痛為止。」然而，如果患者感覺到的疼痛會讓他們屏住呼吸，或因自我防衛而變得僵硬，這種疼痛並無用處。治療師在此時需要停止或減弱觸摸的力道、嘗試不同的角度，或等下一次再鬆解該部位。

　　治療師與患者之間的對話是雙向的，當我正在處理特別困難的部位、長時間鬆解某部位，又或者成功解除某一部位的限制時，我會出聲告訴患者正在進行的狀況。我剛開始並沒有意識到這一點，然而患者告訴我他們會等我出聲或下評論，因為這樣能讓他們覺得治療有所進展並感到安心。而且，當評論與他們經歷的感受相符時，患者會更加相信療程已經步入正軌。有些患者要求我具體告知我要尋找的東西，而我會盡我所能為他們做到這一點。患者知道的越多，他們就能更大程度地監控療程結束後繼續發生的變化，因此務必採取對您和患者皆適用的方法相互對話、溝通。

練習鬆解患者

　　您可以在此時練習推開筋膜的技能，如果患者對於您用在他們身上的視診感到很放心，您便可以進一步在患者身軀和胸腔上嘗試這項推開筋膜技能，查看會有什麼新發現。我經常在開始練習時先請患者側臥，看起來比較受限制的那一側朝上。將雙手緩緩垂放在準備開始練習的地方，有可能是胸腔底部、骨盆頂部甚至是髖關節上方和下方。雙手壓入、推開，並且滑過組織以尋找受到限制的部位，且要用手感覺比較僵硬或有黏性的部位。請注意軟組織密度的變化，它會減慢您的手滑過皮下組織時的速度。當您找到受限部位後，請嘗試將雙手擺放在不同位置

上，直到受限部位在雙手之間呈一直線，並且角度適中，而雙手接觸點必須與患者的皮膚作緊密接觸。接下來，雙手往兩側推開，並持續以患者覺得舒適的程度施加壓力，但力道也要足夠改變組織。然後等待患者身體是否有所變化。

此時切記，受到限制和沒有受到限制的身體，兩者之間的觸感會有所不同。如果您嘗試了好幾個位置，還對兩側進行了比較，卻仍然找不到任何需要鬆解的部位，那也沒有關係。在不同的人身體上練習並進行比較。最終，當您集中注意力、用雙手和雙臂用心聆聽時，您會感覺到它的存在。

整理患者回饋並從中學習

首先，請用開放式問題詢問患者接受治療的感受，檢視有什麼問題切合他們的狀況。使用能讓患者腦海裡產生畫面的形容，而非解剖學的敘述口吻。聆聽患者發出的情緒聲調是否與您的敘述有任何關聯。

告訴患者您在施術中的感覺，並看看他們的反應。「我覺得我們將您的胸腔推開了不少」、「您的骨盆右側好像有旋轉回到位置上」、「我們今天對股四頭肌的接縫處和髂脛束做了深層的鬆解」看看他們是否驗證您的感覺，但不要強迫患者接受您的看法。這種談論變化的方式，有助於患者提高在療程期間的意識和監控療程結果的能力，並有助

於改善後續的回饋。

「跟剛進來診間時相比，您現在感覺如何？」如果有需要，您可以這樣詢問，請患者提供更詳細的回饋意見。如果合適的話，還可以請患者做一些動作。「您的肩膀現在感覺如何」、「請讓我看看您如何把手伸到背後」、「您覺得現在坐得更筆直了嗎」；如果患者不太會描述，那就請他們告訴您幾個形容詞，讓您對他們的感覺有點概念。

「您還有什麼部位覺得不舒服嗎？」可以這項詢問檢查是否漏掉任何地方。分析這個部位是否也受到限制，但是被您忽略了，又或者是因為您鬆解了其他受到限制的部位，導致這個受限部位凸顯出來。患者所感到的疼痛也有可能是因為治療的關係，如若如此，請不要繼續硬碰疼痛的部位。

以目視方式分析任何變化。不僅要尋找粉色的部位和血液循環增加的部位，還要與患者剛開始接受治療時的狀況做比對，尋找任何位置上的變化。

注意事項

您必須應用訓練中獲得的臨床判斷能力，確定肌筋膜鬆解在當下是否適合患者。這項技術會增加患者的活動性和靈活性，倘若增加活動性對患者沒有助益，請不要執意進行。筋膜鬆解技術有一些明顯的禁忌，

比方說不能施行在開放性傷口、最近縫合的傷口、最近燒傷的創面、正在發炎的部位、骨折部位，或是因任何原因導致穩定性不足的部位上。請不要用這個方法治療受到病毒或細菌感染的患者，或者最近受過傷、動過手術，因而沒有力氣承受身體發生變化的患者身上。

肌筋膜鬆解術能發揮許多作用，有些甚至還未發掘出來。您必須運用過往的訓練和臨床判斷能力，決定當下是否可以運用這個方式治療患者。如果您或患者感覺不對，就不會是適當的方式。除非患者自己描述「痛得很舒服」，您才能確認這個方法是真的「痛得很舒服」。

有時候，患者會在治療後的第二天感到疼痛。經歷過劇烈活動後肌肉酸痛的患者，通常可以忍受這種疼痛。然而重度纖維肌痛患者可能會痛上幾天，除非您在治療他們時的手勁很輕。在治療開始之前，您就必須告知患者這項訊息，以便他們做出知情的決定並有效溝通。

有一位患者曾告訴我，對某部位徹底進行深度鬆解後有時會出現痠痛症狀。您可以重返該部位「溫柔待之」以緩解症狀。當您重返受關注部位並溫柔地進行鬆解，雙手只壓到皮下淺層筋膜的位置，如同在軟化神經末梢周圍一樣，這個部位就不會那麼痠痛了。

如果在神經與筋膜緊緊纏繞的情況下，直接在神經上進行鬆解，會增加灼燒感或刺痛感，讓患者感到非常不舒服。此時從遠端往近端進行鬆解，可以減少神經緊繃，能以更有效、舒適的方式鬆解這個部位。請記得，要在神經周圍緩緩地進行鬆解，而不是壓迫神經。

也請注意不要只顧著治療某一部位、不顧其他部位，導致治療失衡。例如，我們不會只對一側肩膀徹底進行深度鬆解，然後在下一次療程中才碰另一側肩膀；肩膀是相互依賴的，疼痛可能會從一側轉移到另一側。可以將其想像成在破壞蜘蛛網中的幾個連接點，這會導致蛛網擺盪到其餘的連接點上，並在張力上發生變化。如果有需要，請無論如何在療程中保留一些時間評估對等的身體部位，並對其進行簡單的鬆解，以保持平衡。

我經常會在療程結束後詢問患者，有沒有發現任何其他部位帶給他們不適。如果患者說有，可以回想一下是否在療程中做了什麼牽涉到該部位的治療，或者是不是忽略了這個部位、沒有進行足夠的鬆解，只要再對此部位進行簡單鬆解便可以緩解患者的不適？您是不是鬆解了該部位的周圍組織，導致該部位帶來的不適更為明顯？又或者您已經充分地鬆解了該部位，患者只需休息便可以感覺恢復許多？

患者如何康復？

出於多種原因，讓您的患者參與並了解療程效果是非常重要的。主要是因為療程效果會在接下來的幾天內發揮作用，但是治療師不會現場見證這些效果，因此患者需要觀察出現的效果再轉告給治療師。尤其是患有持續性肌肉骨骼疼痛的患者，將注意力轉向觀察鬆解後的身體變

化，也能提高癒合效果。

期望管理可以協助患者獲得正面的體驗。有時，患者在療程中沒有感到任何不適，可是在治療後的第二天卻開始感到酸痛。在開始進行治療前，務必讓患者知道這個結果有可能發生，患者是否願意接受這個風險相當重要。我會清楚表明，他們感覺到的酸痛並不是因為病痛惡化，更像是治療過程產生的變化所引發的肌肉酸痛。

此外，並非所有人都會有此經歷，但還是需要請患者告訴您他們在治療後第二天是否感覺到痠痛、痠痛的程度，以及持續了多長時間？他們可以接受這個疼痛嗎，還是您需要調整治療方式？若是患者感覺到的痠痛超過中度，並在一天內消除，這可能意味著您需要縮短治療時間和／或降低治療強度。

患有纖維肌痛的人通常會有強烈的疼痛狀況，您的治療方法仍然非常有用，只是需要進行調整以減少衝擊力。酸痛解除後的觀察也相當重要，要詢問患者疼痛是否減輕？做動作時有沒有變得比較容易？

有時患者在第一次治療後狀況即好轉很多，覺得疼痛減輕後身體變得更靈活、開闊和輕盈。患者經常會告訴您他們感覺長高了或身體變得更平衡了。在接下來的幾小時、幾天或幾週內，他們可能又會逐漸感到僵硬和疼痛，提前與患者談到這種可能性，有助於他們建立正確的觀念。隨著進一步治療，患者病情好轉的時長延長了，而他們再次感覺到的疼痛／僵硬也沒有比先前嚴重。

　　患者的情況通常不會突然好轉，也不會徹底好轉。若您要求患者要觀察自己的身體狀況，通常會得到的反饋是疼痛程度逐漸降低、疼痛加劇發作的頻率減少，疼痛程度也降低等等，然後患者便能在不觸發疼痛的情況下稍微增加活動量。這些變化會隨著進一步的治療持續發生，直到患者能夠透過伸展、鍛煉以及環境改變成功控制疼痛。偶爾疼痛也可能徹底解除。

　　如果患者的問題是筋膜受到限制，肌筋膜鬆解會是一種有用的介入治療，反之則無濟於事。並非所有問題都是因為肌肉骨骼不平衡造成的，例如當患者有糖尿病神經病變時，我們無法靠筋膜鬆解有效減輕患者的灼痛感。如果此治療方式有幫助，您通常可以在一兩次療程後發現患者的情況有所改變；如果患者的情況在第三次療程後仍然沒有好轉，這就代表此種介入治療可能不適用於這位患者，需嘗試使用不同的方法或進行轉診。

　　疼痛的程度和位置會隨著鬆解更深層的筋膜限制時有所改變。每一次進行治療時，都要傾聽、觀察和感受，了解患者在此當下需要的什麼，還有先前治療引發的變化又如何影響殘留的筋膜限制，以便做出相應的調整。

加入肌肉能量治療

　　當您適度鬆解了身體的一處，但仍覺得可以對該部位進行更深層或更完整的鬆解，此時可以試著加入一點肌肉能量治療。許多學者對這項技術進行了深入的研究，但我只簡單地對患者施行過而已。令人困惑的部分是「鬆解」這個術語，而我們不會在此深入探討肌肉收縮的理論。從過去的訓練中，您了解肌肉細胞和纖維會收縮和縮短，然後肌肉會停止收縮、不再繼續縮短。當肌肉停止收縮時，它通常會進入鬆弛狀態、張力變小，並恢復原本的長度。為了具體解釋，我將這個肌肉停止收縮時的鬆解稱為「自主性鬆解」，並將本書中研究的手動治療鬆解稱為「肌筋膜鬆解」。

　　另一件需要說明的事項與肌肉收縮有關。患者可以通過幾種不同的方式收縮肌肉，一開始輕微使力、收縮幾條肌纖維以收緊或縮短肌肉，然後可以慢慢或快速地使更多力並運用更多的肌纖維收縮肌肉，增強肌肉收縮力；他們也可以竭盡所能使出最大的力道，以及收縮盡可能多的肌肉纖維，讓肌肉進行最大收縮。

　　我在執行肌肉能量治療時，只會要求患者對肌肉進行最小或部分收縮。只要縮短一些肌纖維，患者可能只需使出中度力道的 20%，或者有時我會要求患者進行輕微的肌肉收縮。這是因為我們最需要知道的部分是就是肌肉收縮停止的瞬間。

　　對進行自主性鬆解中的肌肉做出改變，就像試圖推動一輛有軌電車一樣。如果您走向一輛靜止的有軌電車，靠著它並用力推動，您需要出很大的力氣才能推得動它；但如果電車已經開始緩緩滾動，那麼您繼續讓它滾動所需的力氣，相較於推動靜止電車所需的力氣會小上許多。

　　因此，當患者的肌肉停止收縮，並且切換到自主性鬆解階段時，肌肉會開始微微伸長。如果您可以輕推該處肌肉，促使肌肉伸得更長，便可以對肌筋膜進行更深度的鬆解。

　　您可以在進行肌筋膜鬆解時加入一點肌肉能量鬆解治療。做起來很簡單，只需要一些練習。首先，請開始進行肌筋膜鬆解，決定您要處理哪一塊肌肉，並要求患者進行輕微的肌肉收縮和自主性鬆解。您只需要患者使上足夠讓您接觸到肌肉的力道，然後馬上放手或者進行自主性肌肉鬆解。同時，您的雙手必須還擺在需要進行鬆解的肌筋膜上。我通常會要求患者進行三次肌肉收縮，進行第一次收縮旨在用雙手確認是否真的觸及您認為的位置上。第一次收縮完畢後，如有需要，可重新定位雙手以增加準確性，或者要求患者進行不同的收縮方式，讓您可以接觸到底下的肌肉。

　　請在患者進行第二次收縮時準備好，當患者進行自主性肌肉鬆解時，調整肌筋膜鬆解的張力，這樣您就可以隨著肌肉的伸長掌握力量和時間，以配合和加強自主性肌肉鬆解。很多時候，您可以進行長時間且更深層的鬆解。如果可以，再請患者進行第三次收縮和自主性鬆解，重

複完成自主性鬆解，並加入肌筋膜鬆解治療。如果在前兩次收縮時沒有掌握好時間，第三次收縮能為您帶來另一次與自主性肌肉鬆解動作同步的機會。

肌能系貼布

我發現在某些情況下，接受包含大量肌筋膜鬆解的治療後，肌能系貼布可能對患者非常有用。您可以用肌能系貼布支撐那些才鬆解完，並暫時處於無力狀態的肌肉，也能舒緩那些受到改變的部位、將鬆解後的肌肉輕輕朝正確的位置排列好。如果您有興趣使用肌能系貼布，則需要在使用前先從課程中學習使用方式。

將肌筋膜鬆解融入工作

在下一章節中，我會針對各種問題和身體各部位舉例說明更多具體且有效的鬆解方式。您可以以這些鬆解方式為出發點，探索適合您和患者的方法。您可能需要花費 10 至 15 分鐘的治療時間來進行鬆解，然後繼續進行您的常規介入治療。您亦可以利用大部分的治療時間來進行肌筋膜鬆解，並通過耐心的教育和家庭課程協助患者增加靈活性和肌肉骨骼平衡，從而改善其功能和舒適度。使用方法可能因患者而異，而您

的目標是具備良好判斷力，讓治療工具能發揮效用。

　　在患者的許可下（包括口頭許可和身體是否願意配合），您可以使用這項技術徒手改變他們的身體結構。

　　預祝您和患者的療程順利成功。

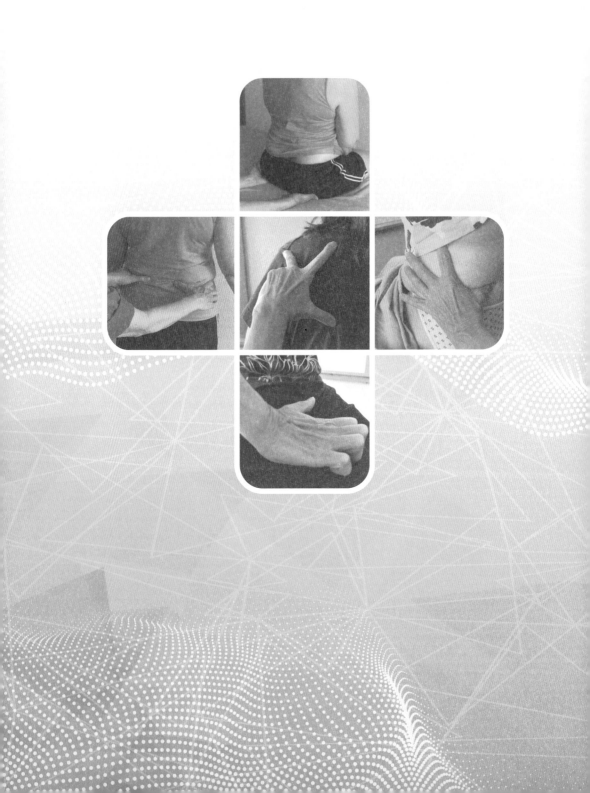

Part 3

局部解析
Pieces of the Puzzle

局部解析概述

　　每個人的身體歷史、能力、關注點和缺陷都各不相同,當過分著重於列出構成問題的所有部分,以及可以解決問題的方法時,我們或許無法竭盡所能地看清楚面前的患者。我們可能將過去所學的方式混合在一起,而看不見患者與其它患者之間的細微差別或偏異,使當下的治療有所不同。我們可能聽不到身體對不同治療方式的訴求,而採取不同的治療方式,可能對治療的成功率產生影響。

　　以下章節以特定身體部位區分,不是用來敘述要為患者做些什麼,而是我所記錄下來的一些有用發現,供您斟酌。有一些概念會重複出現,提醒您這些概念與特定身體部位之間的關係。希望您能善用這些想法來觀察患者,找出他們的需求。這些需求可能來自於觀察患者時發現的,也可能不是;這些發現與進行流程比較有關連,而非連結至特定的鬆解手法。

肩膀

肌動學觀點

　　回憶一下，當肌肉在理想情況下拉動肩胛骨，讓它在肋骨上滑動時，肩帶到底是如何從肋骨肩胛胸廓關節處開始動作的。觀察肩胛骨如何上旋或下旋、如何縮回脊柱以及如何沿著肋骨向前滑動；也觀察這些平坦寬闊的肌肉層如何相互滑動，以實現上述的動作。

　　如果再退一步觀察局勢，您眼前患者的胸腔可能不落在人體標準解剖姿勢中胸腔的位置上。如果軀幹上的肌肉或筋膜以不對稱的方式支撐胸腔，胸腔可能會出現傾斜或旋轉。請試著想像這個情況會如何改變肩帶的動作，以及哪些肌肉可能會承受額外壓力。

　　探討肩膀（或整個上臂）如何附著於中軸骨上時也一樣。很多患者感到很驚訝，整個上肢與中央軀幹的唯一骨附著點是在胸鎖關節處。如果身體是由骨頭單獨建造出來的，我們的雙臂會很難與軀幹保持相連。接下來，回憶一下鎖骨如何在內側和外側附著點處微微移動；如果筋膜網和／或用來支撐的肌肉干預了這個動作，肩膀會承受什麼樣的壓力？

　　肩盂肱骨關節也在一張錯縱複雜的軟組織支撐網中浮動。想想看在這個關節處有多少不同的運動軸，以及不同的拉力線是如何執行各種動作。如果一個或者更多結構受到限制，或比其餘結構的彈性來得小，肱

骨頭旋轉時的平衡機制則會受到影響。肩關節就如同困在網中的熱氣球一般，而網中的一些繩索比其他繩索移動的更多，因此肩膀很難以平衡的姿勢執行動作。

　　想想看，並複習一下手臂是如何向外移動遠離軀幹。少了骨骼的穩定功能，支撐肩胛骨的肌肉在肩胛骨和肋骨之間起作用，形成一個移動平台，讓肩膀肌肉能推動肱骨。觀察附著於肩胛骨三個點上的肌肉是如何旋轉肩胛骨，讓肩盂肱骨關節底部朝向上方或下方。請特別觀察下斜方肌是如何通過下拉動作來穩定肩胛骨，讓肩盂肱骨關節可以平穩上旋。以這種方式複習肌動學能幫助您開發您的「X光透視力」，以便您在需要幫助之前就瞭解患者的情況。

「X光透視」肩膀

　　請運用您的「X光透視力」觀察患者的肩帶是如何坐落於胸腔之上，以及鎖骨是否處於平衡狀態（冠狀面的上、下方，還有橫斷面的前方到後方）。我喜歡將手指背輕輕放上肩膀前側，以更加瞭解雙肩之間的不同。

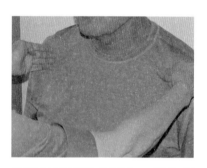

用雙手感覺肩尖所在，然後用眼睛評估雙手的位置，幫助了解雙肩是否平衡。

我不是很喜歡測量活動度，當患者因為肩膀疼痛前來尋求幫助時，要求他們將關節移動到能夠容忍的上限、讓患者感到疼痛對我來說不太合理，傾聽患者描述受傷經過反而更有幫助。什麼時候會痛？痛的程度？朝哪個方向發生疼痛？做什麼活動會痛？休息時

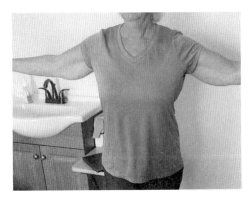

您是否能看出左肩與右肩有所不同，無法像右肩一樣進行完整的外旋動作？

會不會痛？疼痛是否會影響睡眠？可以如此引導患者，讓他們參與療程中的推理部分。

我發現大多數患者可以忍受將雙臂外展，如果感覺不太痛，可以外展至 90 度角；如果會痛，則外展得少一點。請觀察處於這個位置的肩膀，是否因為肩胛骨旋轉不足，而往耳部聳起以抬起手臂？雙肩是否可以執行足夠的外旋活動，讓雙臂處於掌心朝上的姿勢？還是三角肌和上臂受到壓力、胸肌處於緊繃狀態，進而阻止功能性旋轉？頸子是否坐落於雙肩正中間或向一側移動？上斜方肌邊緣是否比另一側更為顯眼？

　　請患者轉身，將您的雙手放在肩胛骨上。將中指放在肩胛岡的外側邊緣，食指放在肩胛岡的內側上角，拇指放在肩胛骨下角；看看它們旋轉的角度是否相同？肩胛骨是否一高一低？當患者雙臂外展時，兩個肩胛骨是否以同樣的方式移動？

　　您已經擁有要在身體哪些部位尋找限制的概念。可以在當下，或整套護理療程的下一次治療中做出簡短的評估，請您的患者演示在做出哪些動作或活動時仍然有問題。用視線或手指輕輕跟隨肩胛骨或鎖骨的移動，以評估這些問題動作。回想過去所學的肌動學知識，這會幫助您找出更多影響動作平衡的受限部位。

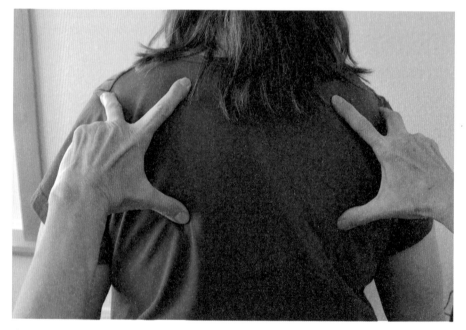

與左肩胛骨相比，右肩胛骨看起來偏向外側，而且稍微低一點。

肩帶鬆解 1　　沿著肋骨推開支撐肩胛骨的肌肉

　　若想讓肩膀無痛、高效運作，肩胛骨的動作至關重要。請切記，必須讓肩胛骨能自由上下左右移動以及旋轉。雖然也能坐著進行適當的鬆解動作，我更偏好讓患者側臥，因為這個姿勢能讓治療師更容易進行鬆解，而且效果更好，鬆解範圍也更大。

　　當患者舒適地側臥在床上、上臂稍微向前放置後，請沿著胸腔的曲線垂下雙手，尋找／感覺您要開始進行鬆解的部位。試著將一隻手放在胸腔底部，另一隻手放在胸腔上方，以雙手包圍肩胛骨，放鬆並集中精力。緩緩將雙手壓入患者的軟組織中，手指不要太用力，但

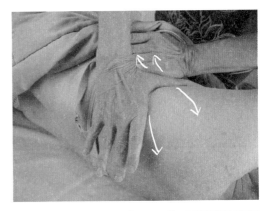

為了增加肩胛骨滑動，一隻手環肩胛繞下角，另一隻手穩住胸腔。集中注意力、等待，然後跟隨鬆解方向行進。

要確定與軟組織維持接觸。請試著將手掌和拇指沿著肩胛骨外側邊緣調整對齊，並將固定手放在胸腔曲線較低處，壓入身體並施加壓力。雙手往兩側分開，但不要離開患者的皮膚。稍停一下，然後改變角度或方向，直至能感覺到雙手之間軟組織的緊繃。將注意力集中在皮膚下方，試著找出受限部位的深度，並讓雙手作出相對的配合。

鬆解時，您必須保持耐性。隨著筋膜開始軟化和伸展，請微微改變施加方向和壓力，以跟隨鬆解的方向行進，直到鬆解發生。盡量不要移動手與皮膚的接觸點，尋找深藏在皮下的鬆解部位。用整條手臂（包括手肘到肩膀）來感覺它在哪裡。

當鬆解發生時，請試著用不同的角度或不同的手部位置進行鬆解。我們要尋找的是限制肩胛骨動作的身體部位，請用雙手沿著前鋸肌前緣進行觀察，其中一隻手往後，朝肩胛骨方向進行推開動作。將手壓入身體，並看看這裡是否有干擾肩胛骨平衡的限制。

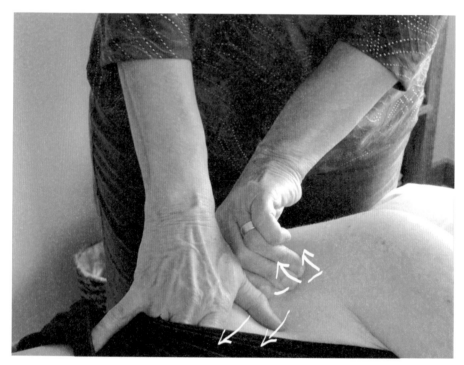

將肩胛骨往身體內側方向鬆解，並沿著前鋸肌進行軟化動作。

　　從不同的角度鬆解肩胛骨下角，以確保肩膀抬高時可以自由旋轉。如果肩胛骨離脊柱太近，請試著用一隻手從下角抓住肩胛骨內側邊緣，另一隻手沿著肋骨往脊柱方向推開鬆解。

　　檢查下斜方肌的拉緊狀況，看看肌肉是否過於受到限制而不能輕易收縮。下斜方肌的活化頻率和強度不如背闊肌那麼高，部分原因是它不直接附著於肱骨上。但是如果下斜方肌不能主動穩定正在上旋的肩胛骨，整塊肩胛骨結構就會上移，並可能造成肩夾擠等狀況。用手指從肩

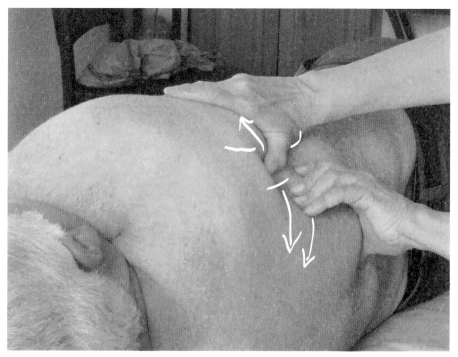

一隻手放在肩胛骨內側緣，另一隻手則放在脊柱上，對肩胛骨進行鬆解，讓肩胛可以更自由地往外側移動。

胛骨下角觀察，檢查支撐它的肌肉的彈性，讓患者試著「將肩胛骨塞進後口袋裡」以感覺下斜方肌收縮的動作品質。如果這個部位需要鬆解，其中一種施行方法是一隻手穩定在斜方肌的下端，另一隻手包覆肩胛骨下角。集中注意力將手壓入，雙手分開以拉緊筋膜，然後等待、跟隨鬆解發生的方向行進，並沿著胸腔向上滑動肩胛骨。如果患者能夠理解並跟隨指示拆解動作，可以要求患者收縮並自主性鬆解下斜方肌，以使用肌肉的能量加深肌筋膜鬆解。

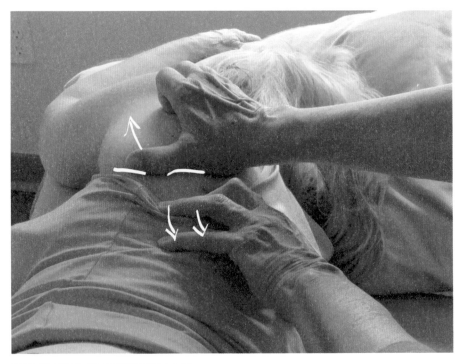

專注從肩胛骨下角鬆解下斜方肌。

肩帶鬆解 2　　　推 開 腋 窩

　　患者很難自行伸展這個部位，當此處受到限制或堵塞時，會妨礙肩膀無法平順舒適地動作。請患者側臥，沿著肋骨的背闊肌向上移動並進行鬆解，與腋後褶融為一體。如果患者可以忍受，便可輕輕將肩膀外展。在協助肩膀定位時，如有需要請用手保護肩盂肱骨關節。您可以將拇指邊緣放在腋後褶上，另一隻手沿著上臂內側進行鬆解、推開腋窩。

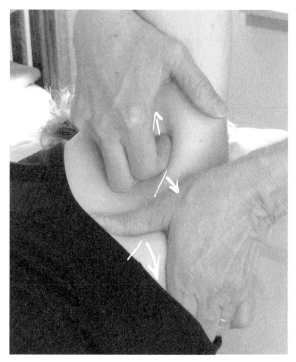

推開腋後褶可以讓肱骨更容易外旋。

　　根據患者的受限部位和患者體積，您可能需要用到第二節指骨的平坦處接觸患者皮膚，並沿著腋後褶邊緣滑動。使用指關節進行深層鬆解時不會像使用指尖那樣讓患者感覺到尖銳的痛。

　　如有需要，可以繼續沿著背闊肌邊緣到軀幹和胸腔進行鬆解，就像在推開摺邊邊緣或將摺邊邊緣從表面下結構上掀起來一樣。

　　根據情況不同，您可能會從腋後褶和腋前褶之間往兩側推開。此時適用較小幅度的鬆解動作，會更常使用手指而非整隻手。如果此部位受到限制，鬆解有助於肌肉的獨立運作，也可以打開肩盂肱骨關節底部。

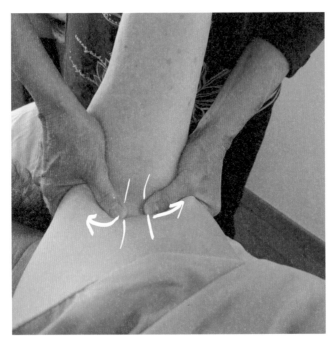

在腋後褶和腋前褶之間往兩側推開，讓肩盂肱骨關節獲得更多空間。小心拇指不要進入過深，盡量讓壓力往兩側移動。

　　有時候我認為患者出現「袖孔問題」。您可以想像襯衫上的接縫，也就是袖子與襯衫主體相連的地方，來視覺化袖孔。袖孔問題意指上臂腋窩和／或內側的軟組織受到限制，因而限制了該部位的空間或舒適度。這也是個一觸即痛的部位，因為神經和血管會從軀幹通過這裡進入手臂。袖孔並沒有很小，所以這些結構不會造成阻塞，但是會在某些位置發生間歇性夾擠。當肩痛患者已經惡化到在白天覺得不怎麼痛，但是到了晚上就會持續疼痛的地步時，我認為袖孔問題便是原因之一。好

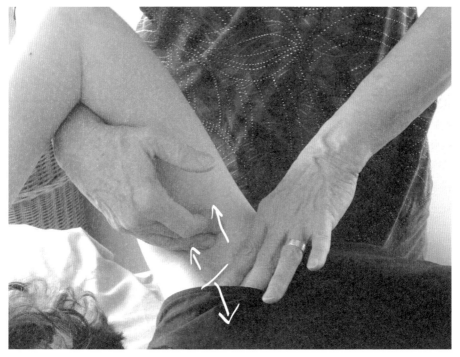

一個更直接的鬆解方式是推開「袖孔」，以進一步緩解肩膀。保持往外側施加壓力，而不是往腋窩深處施壓。

像袖孔只是小了一點，所以當患者放鬆並且重力不再向下拉動手臂時，肩帶會稍微向頭部滑動，導致袖孔空間變小、造成結構負擔，從而使患者感到疼痛。請使用前述或其他您知道的鬆解方式來推開袖孔，以緩解這種類型的肩膀疼痛

請記住，當您處理袖孔問題後，可能需要一併鬆解手臂筋膜袖，使其與袖孔的新位置對齊。請使用手的平坦處、拇指邊緣或任何患者可以接受的部位，單手從肩膀沿著手臂下移，在不同位置、以不同角度進行鬆解。您可能會發現手臂袖會微微旋轉，以配合重新定位過的肩膀；又或者您可能會發現長肌之間的接縫在舊的定位中受限，需要鬆解才能更容易對齊。我會在上肢章節中對這一部分作更詳細的描述。

肩帶鬆解 3　　　沿著鎖骨進行鬆解

有很多時候，您可能會發現單肩或雙肩被向前拉，並且因為肩膀不平衡的關係而造成肩膀前側受到擠壓或拉傷，此時請沿著鎖骨的上方和下方進行鬆解。您可以將一隻手指固定在肩關節上，而另一隻手用指腹固定在內側。集中注意力，將手指壓入患者身體，從接觸點位置慢慢往兩側推開，從肩膀延伸到胸骨。如有需要，您可以鬆解高於或低於鎖骨的部位，或兩處一起進行。如果前置肩位是主要問題所在，請從多個角度對胸肌採取同樣的步驟。

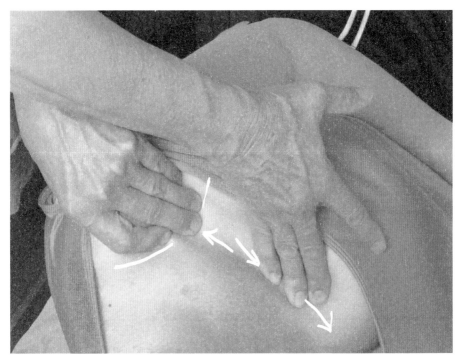

沿著鎖骨進行鬆解可以減少限制造成的向前拉力，並促使前置肩位恢復到中立位。

肩帶鬆解 4 **胸 小 肌**

　　胸小肌也是需要多加了解的部位。由於胸小肌附著於肋骨和喙突之上，我們無法透過移動手臂伸展胸小肌。肌肉並不附著於肱骨上，但處於緊繃狀態或縮短時肌肉會將肩胛骨夾在胸腔上，進而干擾肩膀動作，

處於緊繃位置的肩胛骨也會干擾頸部底部的伸展。

　　如要進行鬆解，可將手從鎖骨下方壓入，越過淺層胸大肌，直至您感覺到胸小肌腹。位於胸大肌下方扁平處的胸小肌腹若很緊繃又受到限制，就會摸起來又長又圓，有點像雞胸脯的形狀。用手指平坦處或拇指邊緣尋找受限位置，並沿著肌肉進行推開動作。如有需要，也可以輕輕從乳房側組織上滑過。

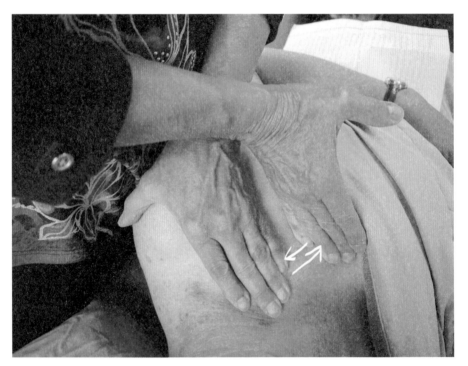

鬆解胸小肌。

肩帶鬆解 5　　肩膀定位

如果患者的肩膀在內旋位置上大幅度前移至中線，而您已經成功沿著胸肌和鎖骨完成鬆解，有時會使其處於稍微過度外旋的位置上。您可想像開始治療肩膀時，有一個高爾夫球座朝外卡在三角肌中間。當您沿著胸部區域進行推開伸展動作時，肩膀會打開，但是高爾夫球座會稍微指向後方，而處於止點位置的肱二頭肌角度可能有點過於橫向。如果您發現這個情況，請對後肩進行小幅度鬆解，讓肱骨頭可以緊縮，與肩臼適當對齊。附著於三角肌上的高爾夫球座會再次指向橫向，肱骨頭會位處關節中心，而不是略微前移。

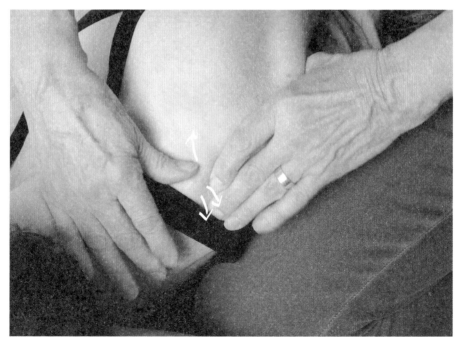

小幅度鬆解推開肩鎖關節後部和下部，可以幫助肱骨頭回到中心位置。

肩帶鬆解 6　　軟化旋轉袖上可接觸到的肌肉

　　您可能會發現旋轉袖上的個別肌肉遭過度包覆，或因為肩帶不平衡導致重複性損傷，進而變得完全僵硬。棘上肌、棘下肌，甚至是大圓肌受限都可能嚴重到無法自由收縮。在這種情況下鍛煉於事無補，要先鬆解肩胛骨並矯正平衡，才能放鬆這些肌肉。請患者保持任何一個令他感到舒適的姿勢，然後藉由觸診尋找僵硬的肌肉，並將您的拇指壓入其軟

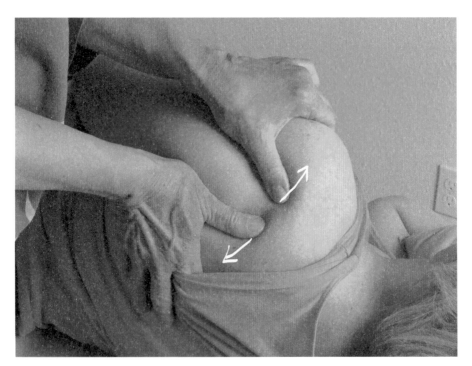

鬆解棘下肌。

組織中。當您摸到受限部位時，兩拇指往反方向移動進行推開動作，直到拉緊筋膜，然後在鬆解過程中等待軟化。您必須跟隨肌肉鬆解的方向行進，如有需要，請重複以上步驟，也可以加入一些肌肉能量治療來加強肌肉收縮。

肩帶鬆解 7　　推開斜方肌前緣

沿著斜方肌前緣評估其位置，並與肩膀和頸部位置作比較。很多時候我們會發現前緣被限制並太過於前移，卡在下邊的結構上。如果牽拉的角度是向前的，不僅會導致肩膀前移，還會像一條垂在肩膀上的厚重濕毛巾拉動頸子底端。沿著斜方肌前側往後方進行鬆解，就好像您正在將邊緣往後剝開一樣。將手壓入此邊緣的最底部，找出限制到底有多深，將一隻手固定在邊緣的前面，然後用另一隻手沿著邊緣向後拉。如有需要，請沿著邊緣重複上述動作。這種鬆解方式可以幫助緩解肩膀和頸部的壓力，當牽拉肩膀的角度良好矯正後，肩胛骨的上旋動作便能得到改善。

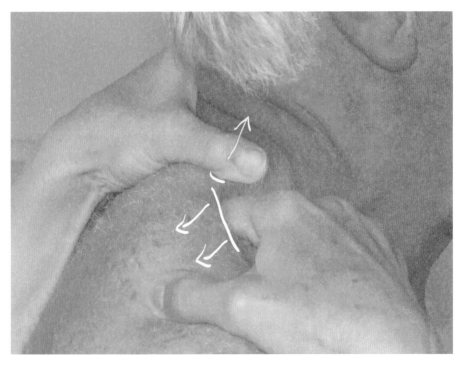

沿著斜方肌前緣進行鬆解，以減少頸部底部的壓力，並幫助矯正肩膀前傾的
姿勢。

肩帶鬆解 8 | **平 衡 肩 帶**

　　最容易平衡肩帶的姿勢是仰臥。鬆解了鎖骨和肩胛骨周圍的軟組織
後，接著要做的是平衡兩側。將一隻手的手掌根放在胸骨上，另一隻手
的手掌放在肩鎖關節上，集中注意力、壓入身體直達受限制部位，然後

雙手往兩邊打開鬆解整個肩帶，讓它處於打開且平衡的狀態。一般來說，肩膀會往治療床方向向下移動並遠離中線。請個別治療兩側肩帶和／或將您的手掌同時放在兩個肩鎖關節上以打開、平衡整個肩帶。

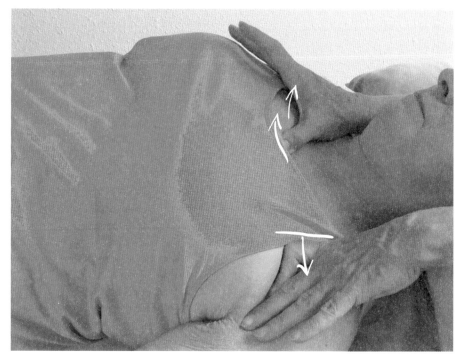

平衡身體兩側肩帶。

回顧

　　這個階段是重新評估迄今為止發生了哪些變化的絕佳時間點。現在肩胛骨是否可以更自由地在胸腔上往不同方向被動移動？還有哪一個部位有沾黏現象嗎？請特別沿著前鋸肌進行檢查。讓患者輕輕地將肩胛骨向前移動，然後進行觸診，看看整條前鋸肌的纖維是否都活化了，亦或者有一些部份還沒有活化。當患者的肩胛骨向前移動，肩胛骨下角是否能夠自由移動，向前、向上旋轉？如果不能，是不是因為前鋸肌無法有效執行牽拉動作，還是因為內側邊緣結構伸展的程度不足以讓肩胛骨下角進行完整動作？或者前鋸肌能夠順暢收縮，但上斜方肌是否因密度高或太僵硬，而無法提供足夠的幫助？找到問題所在、進行觸診，找到聯繫點並進行推開／鬆解動作。您可以隨時從患者那裡得到反饋，進而加強您的直覺和技巧。檢視結果，並與患者確認（以非語言的方式確認也沒關係）。

鬆解的重要性

　　有時我們只要鬆解放肩胛骨並推開腋窩，就能消除一些肩膀損傷和疼痛，尤其是那些由肱骨頭塞進肩胛骨肩峰造成的疼痛。讓肩胛骨舒適地靠在肋骨上，可以改善肩帶的姿勢。如果我們鬆解了患者的前鋸肌，

讓它能夠有效收縮和強化，那麼當患者的手臂離身體遠一點執行動作時，他們就不會感到那麼疼痛，忍耐力也會加強。您可以嘗試這幾種鬆解方式，然後進行鍛煉或活動計劃，看看結果如何。請觀察肩膀的表現，並聆聽患者的敘述。

頸部

肌動學觀點

　　頸部與肩膀關係密切，我們不可能只治療其中一個部位，而不影響到另一個部位。請查閱您的肌動學課本中有關頸部和肩膀交接處的章節，看看是否能找到以下資訊──上斜方肌、提肩胛肌、頭夾肌、斜角肌和胸鎖乳突肌層是如何相互重疊、相互影響的。如果這些肌肉不相互滑動，會發生什麼後果？如果一條或多條肌肉拉力線有所改變，又該怎麼辦？

　　把頸椎想成疊起的西洋棋，再想想這些肌肉以及許多更小、更深層的肌肉是如何穩定頸部和顱骨底部，使它們成形並可以移動。想像一下顱骨和脊柱骨交接處如何相互平衡，以及如果沒有肌肉和筋膜的存在，它們的穩定度會有多差。從大體解剖的角度試著記住，筋膜廣泛分布於該區域。想像一下這些筋膜是如何與肌肉和骨骼以及它們的動作有所交集的。記住那些疊起在頸部的西洋棋的形狀──背部棘突起的尖銳部分和兩側的橫突。觀察所有遍布於橫突後方角落上、下的小肌肉。記住有多少肌肉附著於相同的部位上。把筋膜想成是骨骼和骨膜的延伸，並且與肌肉關係密切。

　　提醒自己脊椎通常是如何沿著節段移動的。無論是線性還是複雜的

螺旋性，脊椎動作都不會只分成一或兩個階段發生。也特別記住上胸椎必須隨著頸部旋轉和彎曲，否則會增加頸椎損傷的機率。我們在這裡討論的介入治療法不能用來治療許多複雜的頸部損傷和問題，但是這個方法對持續性肌肉骨骼疼痛有正面的影響，尤其是對那些與重複性勞損，或與肌肉骨骼創傷有關的疼痛。

「X光透視」頸部

從患者處於不動狀態開始觀察，患者的頸部是否位於肩帶的中間，還是往其中一側移動？頸部左右旋轉的角度大小是否相同？是否會痛？如果會痛，疼痛發生的位置是否跟患者的視線方向相同，好像有什麼東西擋住患者看向的那一邊？還是疼痛發生的位置與頸部動作方向相反，彷彿是肌肉因過於僵硬而無法伸展？當頸部旋轉和側彎時，所有的動作都發生於頸椎頂部，還是平均發生在整塊頸椎上？

從側面看，頭部是否位於胸腔重心的前方？顱骨底部是否與脊柱呈一直線，還是頸部上側縮短，造成顱骨底部略微傾斜？雙耳是否等高？若以額狀面為軸，它們是否對稱（雙耳與肩膀的距離相同）？若以橫狀面為軸，它們又是否對稱（一隻耳朵位於另一隻耳朵的前方或後方）？請特別注意肩膀與頸部的關係。肩膀是否前移，造成下頸部動作受到限制？斜方肌邊緣是否沾黏在斜角肌下端附著點上？

頸部鬆解　1	側　頸

聽完患者的經歷以及視覺評估完患者的頸部和肩膀後，您可能會懷疑側頸受到限制。 如果患者接受治療時一直側臥，您可以直接從肩膀滑入受限部位。當您沿著鎖骨和穿過胸部完成鬆解後，可能會看到或感覺到側頸受到一些限制，而這些限制因肩膀開始移動的關係顯得更加明顯。請將一隻手放在肩膀或鎖骨上，然後用另一隻手掌抓住斜方肌前緣和／或斜角肌邊緣。將手壓入至受限部位，朝耳朵方向伸展，遠離鎖骨，找到最適合鬆解限制的角度。如有需要，可以進行肌肉能量治療來活化，並進一步鬆解您正在治療的肌肉。

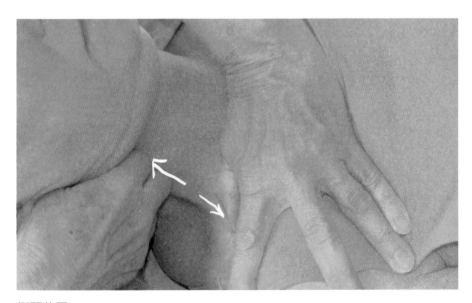

側頸伸展。

　　有一些限制會比較靠近前側。在這種情況下，請使用類似的療法，但是與身體表層保持接觸就好，而不用下到深層。通常手指或拇指邊緣會將皮膚拖曳到受限最嚴重的地方，手指或拇指作勾狀壓入肌肉，就像抓住黏黏的麵團表面一樣。在接觸點之間進行拉撐，以便拉緊筋膜，並等待受限部位逐步鬆開。

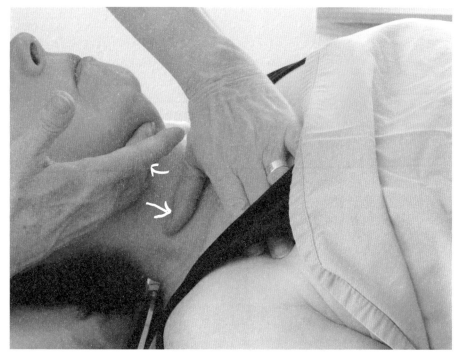

對頸部前外側受限處進行淺層伸展。

　　另一個可以嘗試的方式是患者採側臥位。用手掌根抓住側頸部邊緣，從橫突後側往後方緩緩移動。另一隻手在肩膀上部、遠離頸部的地方找一個接觸點。集中注意力，將手指壓入肌肉。請注意，此時只需對頸部施加溫和的壓力，目標是緩解頸椎周圍的軟組織限制，而不是移動脊柱。雙手往兩側推開以拉緊筋膜，並跟隨鬆解的方向和速度行進。

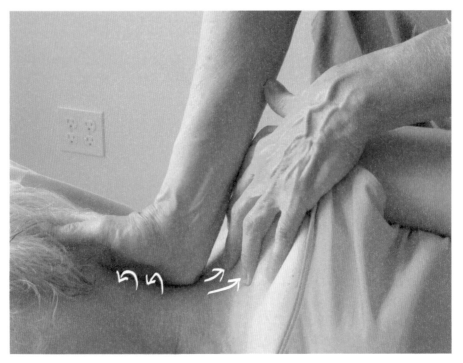

自頸椎橫突後往下伸展至肩膀，打開頸部底部。

　　鎖骨上方的斜角肌底部，有一處非常柔軟的部位。對這個位置施加太大的壓力會壓迫到神經，患者會感覺手臂有電流通過等不適感，請務必留意避免這樣做。在治療這個身體區域時，要特別注意往橫向施壓並進行鬆解，而不是往身體內部方向。如果您不確定自己有沒有做對，請馬上詢問患者的意見。

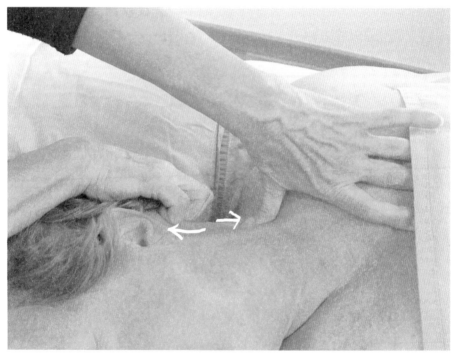

另一個鬆解側頸橫突後側的方式。

　　無論患者是側臥還是仰臥，您都可以用指尖或者手掌或手指平坦處
集中鬆解胸鎖乳突肌。根據患者的體型和肌肉狀況，您可以決定要從兩
端開始進行治療，或從靠近的接觸點開始，然後再伸展至整條肌肉。手
指輕輕壓入身體，但不要壓迫到位於頸部下面的結構，就像抓起黏黏的
麵團一樣，抓住邊緣並進行伸展動作。隨著肌肉的伸展，患者也可以慢
慢跟隨鬆解的方向轉開臉。如果患者對鬆解做出移動反應，您可以鼓勵
他們，並隨患者的動作繼續。

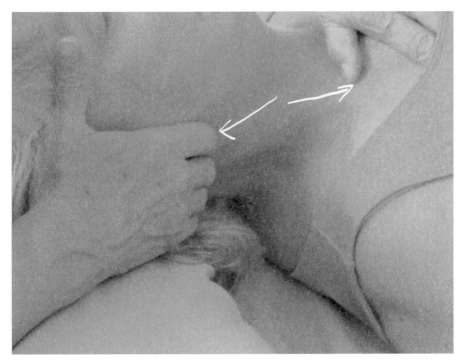

用大拇指邊緣以及指頭平坦處伸展和鬆解胸鎖乳突肌。

頸部鬆解 2　　　　**頸 部 小 肌 肉**

　　頸椎和顱骨底部有數十塊小肌肉。令人高興的是，我們不需要知道這些小肌肉的名字 就能進行鬆解。根據患者的經歷和評估結果，用您的手指觀察頸椎附近是否出現限制。請患者取仰臥位，頭部、頸部、以及顱骨與胸椎等高。一旦調整完支撐患者頭部的枕頭，使頭部呈水平位，我喜歡將枕頭拉離肩膀一些，騰出空間讓我的雙手得以在後頸部進

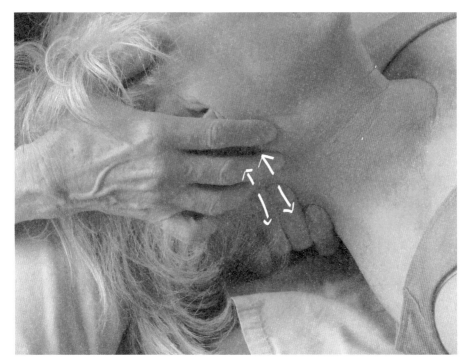

對橫突前部進行推開動作。

行治療。如果患者需要，您可能剛剛鬆解完較為淺層的側頸肌肉，現在
輕輕沿著頸椎壓入軟組織，檢查是否有更深層的限制存在。請將位於上
方的手指尖放在頸椎橫突的前方；位於下方的手從另一邊穿過頸部下
方，並包圍住後頸，直到指尖接觸到上方的指尖，並也位於橫突前側。
雙手一起壓入並拉緊筋膜，用下方的手穩定橫突並等待鬆解發生，然後
將上方的手指尖和位於它們下面的軟組織拉離橫突，以打開該部位。

　　您也可以對棘突起前部進行類似的鬆解。將位於頸部下方的手指尖
穿過棘突起置於前部，以起穩定作用。接著，將上方擺放在頸椎棘突起

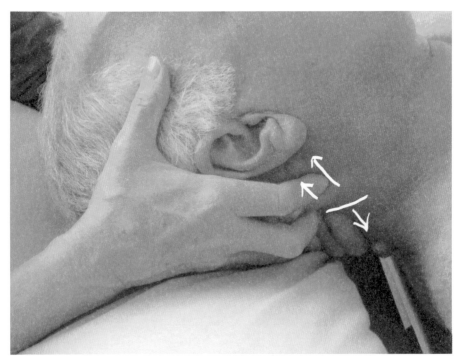

用下方的手穩定棘突起，並用上方的手鬆解棘突起前部的軟組織。

處的指尖拉離下方指尖，配合組織放鬆的速度加以鬆解。

您可以用同樣的方法來軟化位於顱骨底部的小肌肉。以緩慢動作配合組織放鬆的速度，將手指壓入肌肉並緩慢地拖曳過僵硬的肌肉來軟化限制部位。

當患者仰臥時，體積較大的上半身可以做為頸部裡頭較小結構的錨點。指尖壓入限制處，由肩膀上部沿著頸椎的椎旁肌緩緩伸展至顱骨底部。您可以單手或雙手，在頸部兩側各進行一次。請在受限部位花上較多時間，讓手指可以緩緩壓入更深層的地方。若有需要，請改變施壓位置以平衡頸椎兩側。

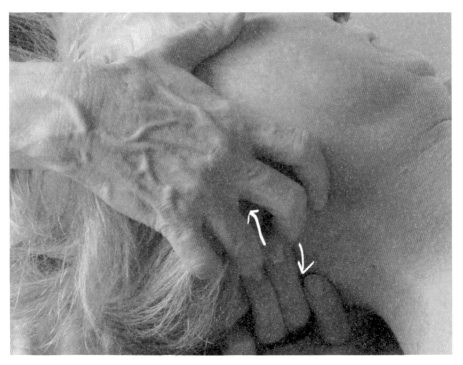

軟化枕下肌。

頸部鬆解 3　　輕 托 頭 部

　　如果您發現脊椎骨附近的小肌肉受限，您可能需要讓患者採取不同姿勢——側臥並由您輕托患者頭部，這樣一來便不需要施加太大壓力，可以輕易完成一些伸展動作。請患者側臥，頭枕在枕頭上，頸部位於中央位置。下圖中的枕頭已經移走了，您可以更清楚地看到治療師的手，但其實在您進行鬆解時，使用枕頭完全支撐住患者的頭部和頸部會比較好。將您下方的手放置在枕頭上，位於頭部和枕頭之間，手指在患者耳朵兩側張開。我採取的接觸點通常是位於耳朵後面的顱骨底部以及耳朵

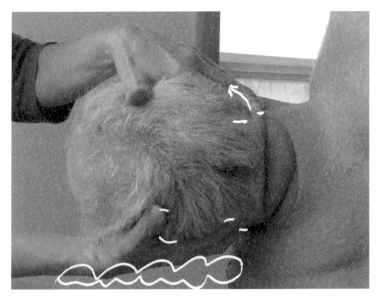

下方的手放在枕頭上，並用手掌支撐患者頭部。同時，上方的手推開頸部上側的限制。

前面的太陽穴上，並將顱骨渾圓處置於手掌根上；另一隻手置於頸部上側的受限部位上。我通常會在這個時候告訴患者，這時不會突然猛推或猛拉，這也可以幫助他們放鬆。

當您用上方的手進行鬆解以及伸展時，可以稍微將顱骨底部朝向天花板，讓頸椎及周圍的軟組織輕微彎曲，進入正在進行鬆解的手中，促使頸椎略微張開，而您可以通過剝開動作來鬆解限制，而非下壓。有時，您可以輕輕地將患者頭部轉向其中一邊，螺旋型跟隨鬆解。這是一種非常細緻溫和的鬆解方式，所以動作不需要強而有力。在選擇使用此姿勢之前，請確保已評估過患者的預防措施。患者應該在執行過程中感到很舒服才對。

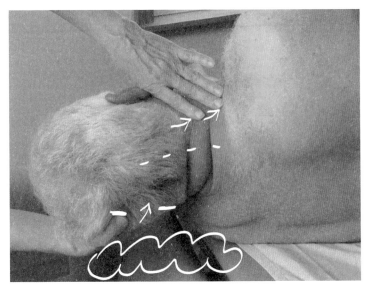

下方的手靜置於枕頭上支撐整個頸部，手指尖溫柔地推開頸椎上側，讓您可以在施加較小壓力的情況下鬆解更多限制。

頸部鬆解 4　頸部旋轉

　　在此提供兩種不同的方法，既可以幫助患者提高頸部活動度，又不會增加疼痛。當您鬆解了仰臥患者的頸部限制後，輕輕幫助他們將頭部和頸部向一側旋轉，直到感覺到不適為止。請患者保持這個姿勢不動，然後沿著朝上的側頸，或者在任何您找到的受限部位再次進行鬆解。接下來，使用一點肌肉能量加深鬆解，將雙手手指放在有可能受到限制的部位，然後將一隻手掌放在太陽穴上。請患者嘗試將頭轉回中立位置，並做一個小幅的收縮動作，將頭按入您的手掌。請提供一點阻力，要求患者收縮肌肉然後放鬆。當患者放鬆時，您可以跟隨他們的自主性鬆解

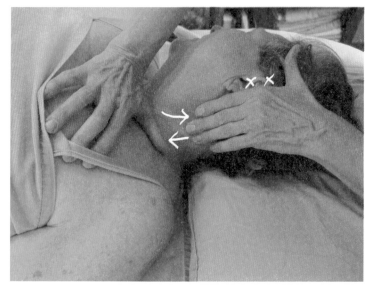

當採取肌肉能量治療來加深鬆解時，請患者將頭轉向治療師的手掌處然後放鬆。當患者放鬆時，治療師會跟隨他們的自主性鬆解同時進行肌筋膜鬆解。

同時進行肌筋膜鬆解。如果頸部處於舒適、被支撐住的情況下，您就能更輕易地進行更深層的鬆解。

　　另一個頸部旋轉鬆解方式要在患者坐著時完成，以證實頸部旋轉會持續牽引至上胸椎區塊。請集中注意力，將您的拇指或指關節深深地壓入位於棘突兩側的椎旁肌束中。一隻手用來穩定或固定身體，另一隻手慢慢地向下牽引肌肉，並盡可能的跟隨鬆解往深層發生的方向行進。您也可以換手，用下方的手來固定身體，然後積極往椎旁肌方向向上進行鬆解，直到進入頸部。進行一、兩次鬆解後，讓您的手指在患者旋轉頸部時跟著頸部肌肉移動。當他在放鬆活化的肌肉時，請伸展肌肉來加深鬆解。

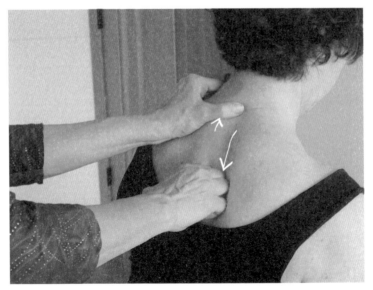

沿著上胸椎椎旁肌進行鬆解可以幫助患者增加頸部旋轉。

頸部鬆解 5	顱 部 平 衡

　　保持下顎、顳頜關節和顱骨之間的平衡有多複雜並不在本書討論的範圍內。如果您接受過與此一領域相關的培訓，使用肌筋膜鬆解治療法中「壓入身體並緩緩進行鬆解」的手法會非常有效。

回顧

　　當您治療完患者的頸部後，對他們進行檢查。如果患者本來是躺著的，請他們慢慢坐起來。有些人在治療完頸部後會感覺有點頭暈，患者通常會先旋轉頸部，看看頸部動的情況。詢問患者是否覺得哪個部位還會痛，或是還卡卡的，並進行評估，如有必要請進行進一步的鬆解。提醒患者差不多一天不能讓頸部做抗阻力運動，或是讓頸部保持同一姿勢，也不要油漆天花板、坐在飛機上盯著窗外看數小時之久或倒車等需扭轉頸部的活動。

鬆解的重要性

　　頸部定位頭部的位置，對日常生活活動，工作和休閒活動有影響。患者無法輕鬆觀察周遭環境會很危險，頸部功能降低會影響患者的

駕駛能力，甚至可能造成患者無法獨立生活。如果頸部處於僵硬疼痛的狀態，大多數久坐不動的休閒活動會更增加負擔。頸部與肩膀關係密切，如果頸部明顯受到限制，肩膀能夠活動範圍會迅速減少，尤其是超過頭部的範圍。頸部前傾會造成圓肩，可在此時進行肌筋膜鬆解，以協助您的患者抬起胸部、將肩膀拉回原位，並將頭部輕鬆平衡在疊起的頸椎上方。

上肢

肌動學觀點

您需要付出代價才能增加肩膀的靈活性和活動範圍。當靈活性增加，穩定性便會降低。您必須提醒自己較短的旋轉肌是如何繞在肱骨周圍，使肱骨能夠靠近肩胛骨上的肩臼。較短的旋轉肌的作用是繞著肱骨轉，以帶動整條手臂。記住這個結構，它們位於肩胛骨的凹陷處，止點則延伸至肱骨頭上，然後記住三角肌是如何籠罩住止點，並想想如果三角肌底部不能在止點上面輕鬆滑動，會有什麼後果。請記得三角肌有三個不同的部分，分別是前、中、後三束。

檢查上臂長肌與其拉動角度，觀察它們如何與止點位置和活動軸相結合，以決定最終的移動方向。如果拉動角度因身體受限而改變，患者的動作則會有些微變化。觀察這些肌肉邊緣的長度，它們必須相互滑動才能有效產生動作。您也許能從過去的大體解剖課程中回想起分隔前房和後房的深筋膜平面，回想某些神經和血管是如何沿著這個結構坐落於肌肉下方。

讓我們回顧一下，手肘的簡單鉸鏈關節的平衡度與上臂和前臂肌肉橫越關節的角度有何關聯。上臂肌肉要橫越肘關節，才能彎曲並伸展手肘；前臂肌肉的主要作用是讓手腕和手指動起來，但它也會橫越肘關

節。這些不同的止點緊密交織在一起，如果肌肉不能夠相互滑動，關節會失去平衡，進而造成手肘疼痛。

試想肩膀、手肘、和前臂如何聯合起來產生定位手部位置的效果。如果肩膀無法完全內旋，那麼前臂必須更加旋前，讓掌心可以完全向下。肩膀無法完全外旋和旋後也會造成這種情況，使肩膀的限制造成前臂動作的負擔。

檢視前臂骨骼如何旋轉，並記得繃緊的筋膜平面將兩者連結在一起。請記住那些坐落於筋膜平面上的神經和血管，想想為什麼前臂骨骼之間的筋膜必須保持柔韌有彈性，才能讓前臂和手部活動起來更舒適。

請記住腕骨群是如何與橈骨和尺骨的末端接觸。將這些骨骼連結在一起的軟組織的平衡張力，決定了這個部位的穩定性和靈活性。看看拇指如何附著於位於拇指腕掌關節上的腕骨上，提醒自己維護此一身體網絡和外展動作對保留拇指對掌部動作的重要性。

「X光透視」上肢

X光透視患者上肢，看看他們的手臂如何垂懸於身體兩側。兩側肘窩的方向是否符合？兩側手掌靜置的角度是否有保持平衡？手肘彎曲至90度，兩側手肘旋前和旋後的幅度是否相符？如果患者出現不適的手臂的方向與另一隻手臂的方向不同，請找出原因。身體受到什麼樣的

限制可能會無法做出完整的動作？看看您是否能夠想像出皮膚下面有哪些緊繃的、縮短的，還是僵硬的東西可能會導致您所看到的不對稱情況。將想像到的結果和患者的經歷做結合，以便確認該從哪裡開始治療。所謂患者的經歷，就是他們的疼痛所在位置，或看他們的運動缺陷是什麼。

上肢鬆解 1　　打開與平衡三角肌

您可讓患者仰臥或是坐著，然後用拇指沿著三角肌前緣進行軟化推開動作。將一隻手或拇指放在肌肉前緣上，另一隻手則放在三角肌邊緣後面的二頭肌上，集中注意力、壓入患者身體直到抵達受限部位，然後雙手接觸面往兩側推開。有時您會覺得正在進行的動作就像是將三角肌邊緣從二頭肌上剝掉，沿著兩塊肌肉之間的縫隙分開它們。有時三角肌前束會很僵硬，無法輕鬆進行完整的收縮動作。當您鬆解完三角肌前束，二頭肌能較容易在三角肌下面自由滑動。軟化的三角肌前束纖維也可以更好地協助肩膀關節進行屈曲，三角肌中束也是如此。軟化任何受到限制的肌纖維可以強化它們的收縮動作，幫助進行肩外展。沿著邊緣進行鬆解有助於二頭肌和三頭肌在下方輕鬆滑動，進而緩解易出現在三角肌止點處的疼痛。

軟化和鬆解三角肌後束能讓身體更有效進行內旋動作，並可以打開肩關節後側，幫助肱骨頭坐落在更加平衡的位置上。

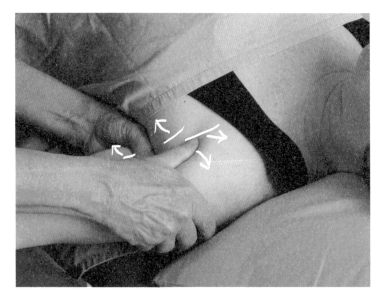

將三角肌前緣從二頭肌上推開可以使這兩塊肌肉更有效收縮。

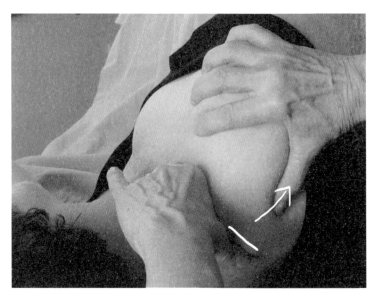

治療師的左手在這裡作固定用,右手拇指則沿著三角肌後緣
進行鬆解。

上肢鬆解 2　　鬆解上臂長肌

　　此處有幾件注意事項。如果一塊或多塊肌肉被過度包覆，您需要稍微壓入患者肌肉並沿著肌肉表面進行拖曳動作，慢慢間隔開兩個接觸點之間的距離，進而完成軟化動作。例如，想要推開二頭肌，您可能要將拇指邊緣放在手肘附近，另一隻手的拇指斜放在肌腹上以穩定動作。集中注意力，推開兩條接觸線之間的空間，重新調整位置，直到找到最佳角度並感覺鬆解發生。跟隨二頭肌鬆解的方向向上行進，以進行軟化，必要時壓入肌腹之間細微的凹槽，以進行推開動作。如有需要，請重複這些步驟。

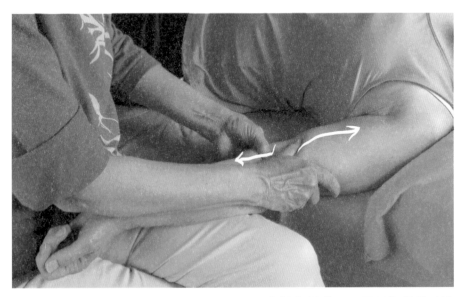

在遠端附著點進行穩定動作，然後用另一手的拇指沿著二頭肌肌腹滑動以進行軟化推開動作。

　　沿著二頭肌肌腱進行推開動作有時會有助於恢復拉動角度到更正確的角度，並且可以協助減少該部位的拉力。其中一種方法是將拇指較長側的邊緣平行擺在肌腱邊緣， 另一隻拇指則擺在與肌鍵呈直角的位置上。壓入直到抵達受限部位後，兩隻拇指往兩側推開，剝開肌腱周圍的限制。

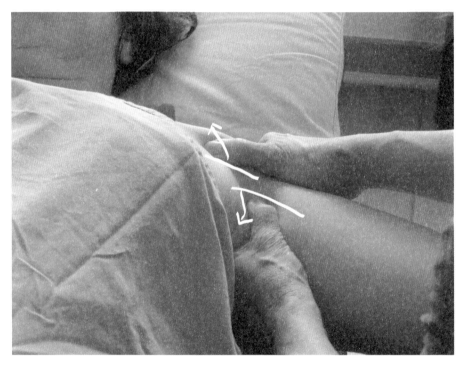

治療師的右手拇指沿著二頭肌腱的邊緣進行穩定動作，左手拇指往肌鍵的反方向進行鬆解， 將它從受限部位中解放出來。

　　用手觀察上臂是否有任何其他肌肉密度過大，不能輕鬆收縮。當您在進行調查時，也要觀察肌肉的邊緣，也就是不同肌腹之間的接縫。當一切運作良好，而您正在用拇指或指肚沿著縫隙滑動時，它們下沉的程度會比在肌腹中心下沉的程度再多一些。當接縫很平滑時，您可以感覺到組織處於稍微分離的狀態。患者的經歷或是您用眼睛觀察的結果會暗示某些身體部位需要進一步觀察，請您用手觸碰這些部位。您可能會發現一個不易打開，或是密度比其他部位更高的接縫，而這也是您該從評估轉為治療的時刻。請以組織可接受的速度壓入患者身體，並沿著接縫滑動，或剝開接縫邊緣推開，（當下哪一方法效果好，就使用該項）。請嘗試使用肌肉能量收縮—鬆解療法，將一塊肌腹與其他肌腹隔離開，並針對它進行鬆解。

　　如果上臂肌肉的密度很高，所受到的限制比僅僅被過度包覆還要大，這個狀況會抑制肌肉完全收縮或完全放鬆。如果肌肉無法有效收縮，患者會很難通過鍛煉獲得良好的效果。當肌腹的筋膜有彈性時，肌肉會更有效地收縮、更能完全放鬆且不會快速產生疲勞；如果肌肉受傷了，鬆解筋膜會幫忙加快癒合的速度。

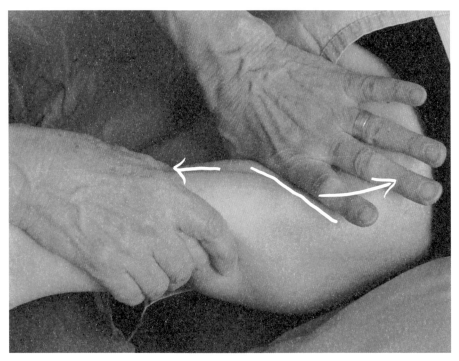

這與前頁沿著三頭肌肌腹滑動的鬆解非常相似，同樣可以鬆解二頭肌，但是左手的位置更著重在二頭肌和三頭肌之間的接縫上。

　　您有時會在身體某一部位發現沾黏的筋膜，而該部位也有許多不同的肌肉在運作並受到了損傷。據我觀察，常常發生這種情況的部位位於三角肌前緣下方的二頭肌止點和胸大肌止點。這個部位的摩擦力就有如在增加黏性，讓該部位變得更加結實，然後沾黏點本身又造成該部位行動不良。用手指觀察該部位，然後用您的鬆解技術進行軟化，沿著邊緣進行推開動作並鬆解肌腹。您可以使用肌肉能量收縮─鬆解治療，促使

肌肉僵硬的末端與肌腹一起收縮，並與其他肌肉分離。

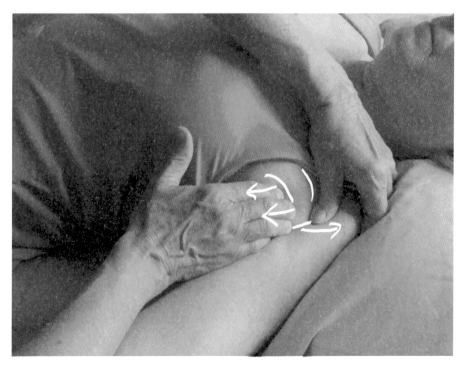

推開前肩發生沾黏的部位。治療師用左手將三角肌邊緣從胸大肌止點處抽
出，並用右手沿著二頭肌肌鍵朝下進行鬆解，以便釋放及軟化它。

上肢鬆解 3　　鬆解手肘

　　我有一個用來評估和治療手肘好方法，當患者前臂旋後時，將拇指邊緣置於肘窩處前臂肌腹其中一側。您可以在這裡檢查肌腹邊緣，如果該部位受限或處於堵塞狀態，請推開肘窩；如果肌腹邊緣過於僵硬，或沾黏在下方結構上，您可以將它們移回原位。這個方法還可以告訴您是

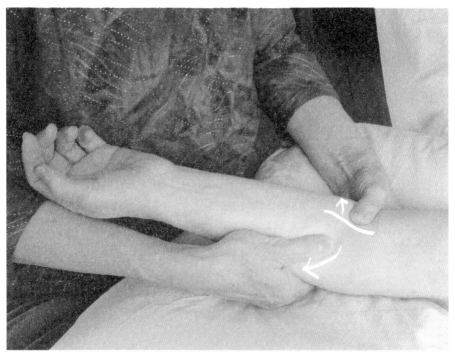

推開肘部前臂肌肉的邊緣可以讓您了解很多關於手肘內部的情形，以及減少該部位承受的拉力。

否需要大範圍軟化肌腹，或是去掉包覆物。與往常一樣，集中注意力、壓入身體，進行推開動作以拉緊筋膜，並跟隨鬆解發生的方向行進。

特別是在幫助患者緩解前臂疼痛時，請用雙手確定限制的位置。伸肌肌腹經常會僵硬和疼痛，當您使用鬆解術軟化這些肌肉後，一開始它們會有一些無力。當您加入著重於收縮和放鬆的往復練習後，便會強化並開始恢復正常。

您此時可能會在治療和評估兩個程序之間往返。若是患者的腕伸肌肌腹疼痛，您可能已經開始考慮患者活動的人體工學，並減少患者的手腕靜態伸展姿勢。鬆解該部位時，您可以進行肌肉能量治療，以便更具體地定義到底是伸腕肌群，還是手指伸展肌群受到的限制比較多，且比較僵硬。另一種可能性是位於旋後肌上面的伸肌邊緣受限，您是否需要檢查肩膀位置／動作以確認肩膀運作有無受限，以及旋後肌是否為了彌補這個不足而過度運作？

上肢鬆解 4　　鬆解前臂

請對前臂及其內部肌肉的密度進行評估。用雙手檢查肌腹，或肌肉之間僵硬、沾黏的縫隙。集中注意力、壓入身體直到抵達受限部位，透過間隔開兩個接觸點之間的距離來拉緊筋膜，然後等待受限部位軟化或延伸，並跟隨發生的方向行進。請在前臂屈肌和伸肌表面使用此療法。

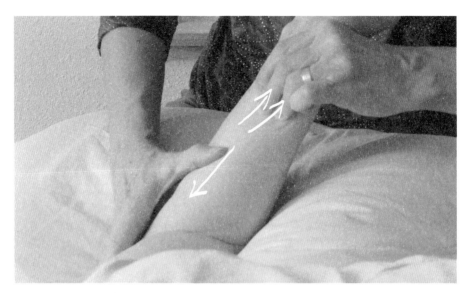

在伸肌肌腹邊緣處間隔開兩個接觸點之間的距離，以進行軟化動作。

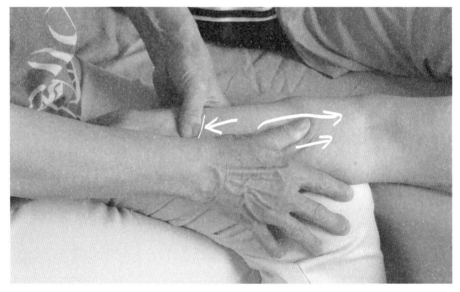

請用左拇指固定，右拇指邊緣沿著前臂屈肌肌腹進行推開和軟化動作。

　　分開前臂骨骼是一個用來鬆解該部位的好方法。這個方法並不像聽起來那麼具有侵略性！用兩隻手掌抓住骨骼，拇指放在骨骼上，壓入身體直到抵達受限部位，並慢慢地 增加拉力以便拉緊深層筋膜。您並不是真的把骨頭分開，而是施加足夠的拉力來活化 筋膜，使它富有彈性。您通常會感覺到患部有被打開的感覺，空間也變大了。

　　如有需要，您可以沿著前臂進行上述療法，便可獲得成效。如果您的患者身體虛弱，請溫柔地對待他們，以組織打開的速度決定等待時間和施行的力道。您的患者可能是肌肉發達的勞動者，此時您可能需要用指尖或指關節穿透、反覆軟化肌肉深處，才能推開該部位。您仍然要等待鬆解發生，有時如果肌肉的密度高，等待時間會更長。

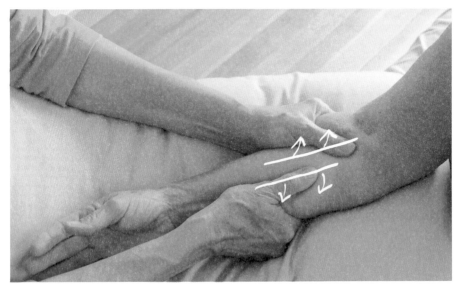

壓入患部，有如正在打開前臂骨骼與骨骼。這個方法可以軟化受限的筋膜，並緩解前臂堵塞的狀況，使前臂能夠更加舒適的進行活動。

上肢鬆解 5　　手 腕

　　由於通過手腕的肌鍵錯綜複雜，讓所有一切排列正確、平衡和能夠自由動作的狀態是很重要的。如果您的接觸點在手腕上方和下方，您可以壓入該部位並進行拉伸動作，鬆解受限的筋膜，使該部位的組織更為活躍。如有需要，可以沿著前臂屈肌一路向上進行這項治療。

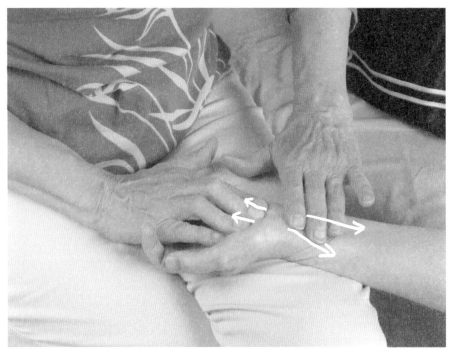

通過伸展腕褶的上方和下方來軟化手腕處的限制，可以加強緩解效果並減少手腕的堵塞狀況。

　　您可以輕輕地「推開」手部近端，方法與處理前臂骨骼的方法類似，關鍵是在患者接受治療的當下，持續施加的壓力剛剛好足夠軟化他們的受限部位。

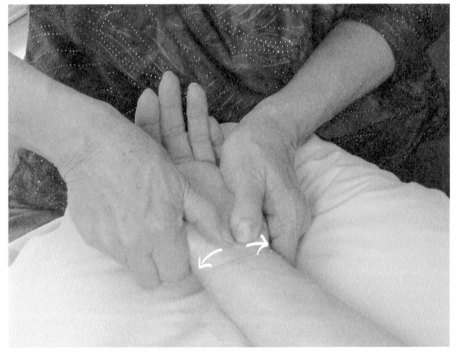

持續緩慢地施加壓力，感受限制的深度，進行推開動作以軟化受限部位。

上肢鬆解 6　　拇指

　　當拇指開始變平、到跟手掌位於同一平面,且指蹼間隙攣縮時,拇指和手掌本身的功能就會受損。若要徒手進行修復,您可以抓住拇指和食指掌骨,拉撐此處的軟組織,等待然後緩慢鬆解,進而打開指蹼間隙裡的軟組織。

　　施行前請仔細評估患者的拇指,或腕掌關節是否適合接受鬆解治療。關節不穩定,或者患有活動性炎症的患者不適合接受這項療法。請

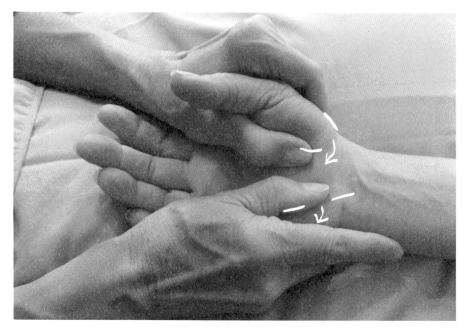

將患者的拇指仔細對準外展方向後,治療師會將自己的兩隻拇指置於腕掌關節和小魚際隆起處。當您緩緩增加施壓力道時,患者腕掌關節坐落的位置有時是有助益的。

抓住小魚際隆起和腕掌關節進行拉撐，將拇指外展、施加壓力軟化腕掌關節周圍的筋膜，使它變得更有彈性。這個療法有時能將關節置於更能達到平衡狀態的位置上。

上肢鬆解 7	手 指 頭

　　如果您將指筋膜想像成圍繞手指的袖子，您可以用手指直接接觸、壓入該部位並慢慢沿著手指進行牽拉動作，隨著手指想要鬆解的速

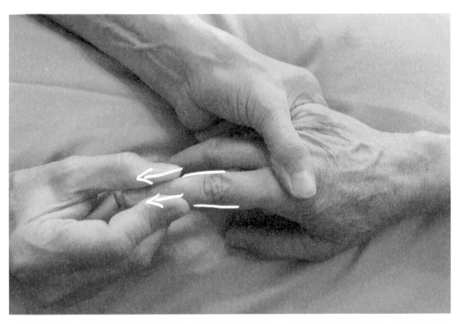

用腹肚抓住手指周圍的筋膜袖並進行伸展動作，以減輕它的壓力並產生更多的緩解效果。

度進行伸展和軟化動作。這個療法有助於緩解手指壓力和僵硬，但方法與關節活動範圍不同。如果您試圖緩解扳機指，則需要更著重於鬆解肌腱周圍的包覆物，以軟化肌腱結節。

回顧

此時是重新評估施行後身體變化的好時機。現在患者的手臂是否能以更舒適平衡的姿態懸吊在身體兩側？如果請患者再做一次治療前很難做到的動作，現在是否更容易做到？您是否發現他們做此動作的幅度有所增加，而且更省力？患者有沒有告訴您他們的疼痛減輕了？

如果您在療程中執行的時間夠久，而且已經鬆解了大部分的限制，您可能需要判斷還有什麼是沒做到的。我喜歡在這個階段加入「最後一搏」，執行時可讓患者坐在治療床的邊緣，這樣就可以從各個方向接觸他們，且患者手臂能處於直立位置。我會要求患者做一個動作，並詢問他們有沒有任何疼痛，或受到限制的感覺。當患者指向某部位時，請用您的雙手對該部位進行生物力學評估。您必須弄清楚到底需要鬆解哪個部位，才能緩解受壓、拉扯、緊繃、收縮不完全等症狀。當鬆解完成後，請再重新測試一次。如果患者再次進行動作時，發現疼痛消失，或者執行起來更容易，他們會非常高興。請以這種方式仔細檢查關節可以做到的每一個動作。

　　無論您是剛開始學習，還是已經成功執行一段時間，請與患者一起回顧在治療中發生的情況。用語言描述鬆解過程中觀察到的狀況，可以幫助您理清事情的經過，也對輕鬆撰寫治療筆記有所幫助，因為您會記的更清楚。當患者口頭確認了您所認為的狀況，您的自信心會增加，觀察力也會提高。當鬆解治療讓患者演示出的動作出現了改變時，這個經歷會增強您在為下一位患者選擇治療方式時的直覺。

鬆解的重要性

　　肩膀上有許多部位受限時，可能會對關節動作的穩定和平衡造成影響，跳出傳統診斷的框架思考，或許會使診療結果更加成功。觀察眼前的患者，當他們因為肩痛來看診時，告訴您三角肌止點為疼痛部位的患者，與指向胸大肌止點的沾黏部位為疼痛部位的患者之間有很大差異。患者的二頭肌被過度包覆；患者的二頭肌黏在三頭肌邊緣，並被拉扯成令人不適的角度；患者的肩鎖關節疼痛，是因鎖骨周圍的限制使其在肩膀抬高時不能正常移動，這些患者也都有所不同。

　　當患者的上肢處於平衡狀態時，您在治療方案中所使用的強化或適應運動能夠更加成功減少疼痛，而且肌肉可以呈現預期中的排列狀態，自由地收縮和放鬆。

間歇性手部刺痛

當患者告訴您他們的手部出現間歇性麻木和刺痛時，尤其在晚上特別好發，可能是因為神經受到壓迫，而這條神經可能源於上肢的多個部位。這樣的症狀起初可能是因為頸椎深處的椎間盤受到壓迫而造成，在這種情況下，麻木感可能會沿著皮節發生。但是當麻木感隱約出現、時有時無、而且在某些部位特別嚴重時，您可以嘗試沿著上肢進行鬆解，看看是否可以使麻木感消失。請記住，當您懷疑是軟組織壓迫到神經時，要從遠端鬆解至近端，這樣較能避免進行鬆解時拉扯到神經，並使患者感覺更加舒適。

您可以如前所述，從頸部開始沿著側頸或是斜方肌前緣進行鬆解。有時這個部位受限會壓制頸子底部的神經並將其緊壓，程度足以讓患者在做某些姿勢時引起症狀。此外，請從三角肌滑過二頭肌、鬆解三角肌前緣並打開腋窩，兩者均位於上臂內側和胸腔上。當腋窩嚴重受限時，神經通過腋窩就會變得困難。有些患者會說他們晚上腋窩出現的問題更多，而他們會將出現問題的那一側朝上讓腋窩放鬆。會發生這種情況，可能是因為臂孔出現了問題。當患者睡覺放鬆時，臂孔就好像在胸腔上滑動一樣，使臂孔更加封閉。

您可以尋找橫穿手臂後方、位於三頭肌下方的橈神經限制並進行鬆解。有時，這個部位嚴重受到限制，可能就是造成疼痛的罪魁禍首。您

可以在內上髁正上方對上臂遠端進行推開動作，尋找尺神經受到撞擊的地方，但也要檢查二頭肌止點和上髁之間的正中神經是否受限。這個部位必須保持敞開以保持良好的血液供應，若是血液供應不足，可能導致麻木。請注意要往橫向鬆解這些部位，並且避免在治療時施力緊壓。

　　有時前臂骨骼之間受限嚴重，鬆解這個部位可以緩解患者的症狀，雖然絕大可能只是提高了整體緩解效果，此部位也不太可能是受到主要限制的部位。當然，手腕和腕隧道也有可能是受到限制的部位，如果患者出現症狀的時間不長，或許可以通過鬆解幫助患者緩解該部位。請考慮沿著肌腱進行鬆解，對肌鍵上方、肌鍵下方還有深入腕褶痕進行伸展軟化動作，緩解周圍與將這些部位聯結在一起的筋膜，以協助它們能夠更順暢地滑行。您也可以輕推手腕將其打開，把拇指放在魚際隆起和小魚際隆起上，集中注意力壓入該部位，沿著打開的方向拉緊筋膜，並等待看看您是否稍微鬆解了該部位。

　　有時您只是放鬆這些有可能出現夾擠的地方，就可以放鬆整條神經。這樣一來，神經就不那麼容易受到拉扯。您可能不確定問題究竟出於何處，情況卻開始變好。

軀幹

肌動學觀點

胸腔和骨盆之間的空間有很多器官，但是嚴格上來說不是很穩定。腰椎是一座用骨骼架在胸腔和骨盆之間的橋樑。請提醒自己那幾層薄而寬的肌肉有多重要，它們不僅包含了腹部的軟組織，還以多種方式讓胸腔能在骨盆上移動。同樣重要的是，那薄而堅固的覆蓋物要如何以輕柔卻剛剛好的力道緊緊包覆內容物，才能讓我們保持直立姿勢。

從不同的角度觀察腹斜肌和腹橫肌、椎旁肌和腹直肌，思考它們是如何合作啟動軀幹動作、如何在手臂或腿部逆著力量移動時穩定軀幹。請記得大體解剖學所提及——筋膜如何在它們之間流動。思考肌肉相互滑動對其效用有多重要，還有整塊肌肉收縮時達到平衡，對於動作平衡有多重要。

您現在要考慮調整胸腔底部環狀結構，和骨盆上緣環狀結構之間的張力。我會將這個部位想像成老式燈罩，上下環之間的絲綢必須繃緊，但是張力要均勻。張力的角度塑造出燈罩的整體形狀，如果縮短或改變其中一片面板的張力角度，整個燈罩都會因此改變。如果上環與下環之間沒有維持平行，您可以在兩環之間的絲綢尋找問題所在，而不一定要在環上尋找。

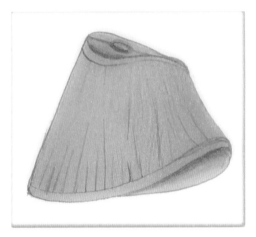

胸腔底部環狀結構示意圖。

「X光透視」軀幹

　　您可以透過對該部位進行視覺檢查來全盤了解狀況。將您的兩隻拇指或指背放在骨盆兩側的髂骨前上棘上。如果患者的這個部位有很多軟組織，請用手掌找出髂骨前上棘尖端的位置，然後把注意力全部集中在上面。這個方法比用手指隨便亂找一通還要好，因為我們很難透過後者找到正確位置，患者也會因此感到不適。一旦您觸摸到髂骨前上棘，請大致判斷它們是否等高？它們與地板之間的距離是否一致、在額平面上是否等高？其中一側是否比另一側前傾、或者在矢狀面上維持平衡？它們與肚臍之間的距離是否相同，或者在橫斷面上是否平衡？

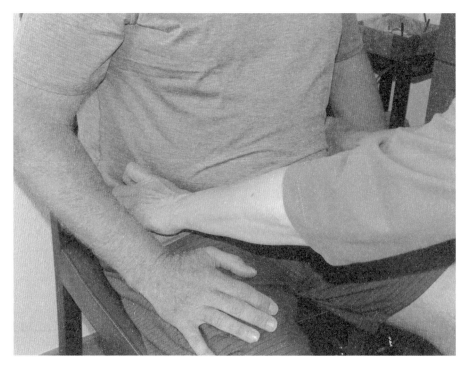

將您的兩隻姆指放在髂骨前上棘上，觀察並感覺兩拇指是否平衡。

　　手指沿著軀幹兩側向上移動，直至抵達肋骨底部。S 型髂嵴的頂端和 S 型肋骨的底端有沒有對齊，還是胸腔有稍微移向某一側？從軀幹兩側觀看時，骨盆和胸腔之間的距離是否相同？胸腔是否在骨盆上方稍微往左或往右旋轉？您可以將手放在胸腔底部，以觀察得更清楚。如果您發現胸腔位移的情況，那麼請開始思考要調整「燈罩」的哪一個區塊，才可能導致位移。

　　您從患者背部看到了什麼？若將手放在髂嵴上，拇指放上薦椎，可以更容易看出骨盆是否水平。

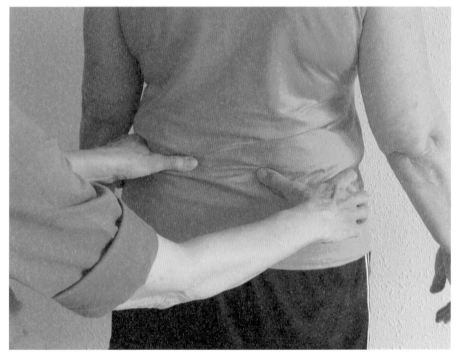

將雙手放在軀幹兩側的髂嵴上，會更容易看出右側的髂骨低於左側。

手指再一次上移，直至碰到胸腔底部。髂嵴到胸腔底部的距離是否相同？

退一步並利用您的「X光透視力」觀察胸腔的整體情況。胸腔是否筆直坐落在骨盆上方、被細繩般的腰椎繫著，就有如氣球被繫住一般？如果胸腔不對稱，限制可能會發生在哪個部位？肋骨和骨盆之間的左側空間是否比右側空間來得短？若是，那麼限制有可能就發生在肋骨和髂

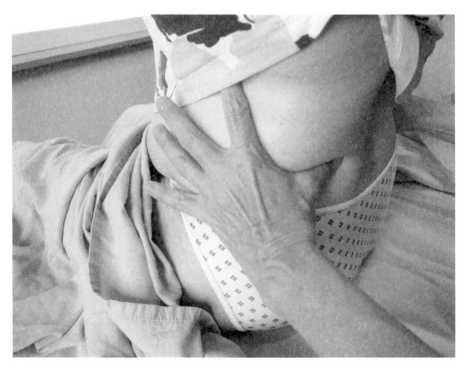

將拇指和雙手手掌放在髂嵴上。指尖向上移動直至肋骨底部。透過此動作，您可以評估這兩個結構有沒有排列好。

左側之間。肋骨尖端可以幫助您辨認限制比較靠近前還是靠近側部。例如左側椎旁肌和外腹斜肌受限時都會縮短髂嵴與肋骨之間的距離，但在幅度上會有所不同。

鬆解軀幹 1	拉 伸 腹 斜 肌

拉伸腹斜肌最簡單的方法是讓患者側臥。您也可以對靠牆站的患者進行這項療法。如果您坐著進行治療，請讓患者坐在治療床上，以便從患者背後碰觸軀幹。如果可能的話，請他們把手放在頭頂，可以更好地接觸到該部位；如果患者不能將手放在頭頂，就請他們把手靜置於另一側大腿上，好讓肩胛骨可以滑動移開，不會妨礙治療。

此時有兩種不同的治療方式，或者也可以根據患者的身形，將兩者做結合。雙手邊緣與您想要鬆解的部位大約呈垂直角度，然後手指下垂壓入患者身體。根據您的感覺改進角度，雙手慢慢地往兩側伸展，並跟隨鬆解發生的方向行進。有時當您改變雙手接觸點位置時，角度也要跟著改變才能產生更大成效。在不改變雙手位置的情況下，鬆解可能從右手掌根和另一手的食指底部之間開始發生。當鬆解發生時，主要接觸點可能位於其中一隻手的小指底部，和另一隻手的拇指底部之間。保持注意力集中，看看患者的身體給您什麼反應，並遵循這項反應。

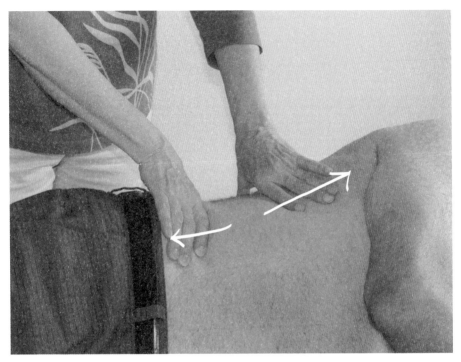

雙手壓入至需要鬆解的地方，往兩側推開，並跟隨鬆解發生的方向行進。

　　第二種方法與第一種很相似，但也略有不同。如果您無法判斷限制發生的方向，或者患者的身型不夠大，無法讓您將雙手放在肋骨和髂嵴之間，那麼請將一隻手直接放在胸腔底部，另一隻手放在髂嵴底部。雙手找到最具效力的位置，壓入身體並完善接觸點。把這兩個骨骼結構想像成手把，並伸展它們，等待鬆解發生、跟隨發生的方向行進。如有需要，請重複這些步驟，以便推開與平衡這個部位。

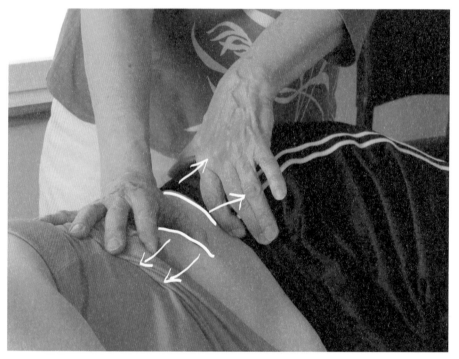

將您的雙手置於髂嵴和胸腔底部。當您在兩者之間進行推開和鬆解動作時，您幾乎可以把骨骼想成手把。

鬆解軀幹 2　　解決肋骨突出的問題

　　當患者描述胸腔疼痛的狀況時，他們可能會提到肋骨「跑出來了」（或者您可能自己體驗過）。肋骨是不可能脫臼的，但無論是在胸骨還是在脊柱，當關節的一致性受到些微改變，該部位的平衡也會改變，進而讓患者感到非常疼痛。此外，肋軟骨炎或其他原因不明的疼痛偶爾會發生在患者的側胸。如果您能想像筋膜（不僅僅是肉）如何將固定了一道燒烤肋排，您就能了解活的筋膜是如何影響各個肋骨之間的平衡。您可以藉此推斷，如果這個平衡改變了，附著點可能會承受壓力。

　　同樣的，患者側臥時能使此鬆解手法發揮最大效力，雖然您也可以在必要時請他們改變姿勢。將雙手懸在肋骨上並集中注意力，雙手輕輕壓入，但至表面即可；拉緊肋骨上方的筋膜，就如同用手指拉扯黏稠的麵團一樣。用雙手的本體感覺來感受肋骨之間的平衡，看看您是否能發現有肋骨比其他肋骨更突出。雙手壓入更為突出的肋骨周圍處，然後看看您是否能感覺出它是如何失去平衡的。檢查肋骨兩端（胸骨和脊柱橫突）。雙手同時握住肋骨兩端，然後再用本體感覺進行分析。我們通常只會稍微鬆解這個部位，但是當您的雙手輕微施壓，感覺出雙手要採取什麼樣的角度最好才能改變肋骨周圍的筋膜平衡後，患部就可以獲得鬆解，肋骨也因此可以恢復到最好的對齊位置。

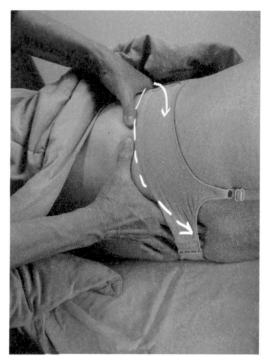

當突出的肋骨置於雙手之間、兩手的指尖置於胸骨和脊椎處的肋骨末端，您
有時可以稍微移動並舒緩疼痛的肋關節。

鬆解軀幹 3 　腹直肌

　　這個部位對一些患者來說很棘手。這裡可能有手術疤痕、疝氣、或
腹直肌分裂問題。 如果患者腹部的脂肪很多，而您又無法確定患者解
剖結構的位置，請不要在該部位進行鬆解。當您在處理腹直肌問題時，

請讓患者仰臥。輕輕地將手指放在離肚臍一側約 2 或 3 英寸遠的位置，離頭部幾英寸處。請患者看向他的腳趾。當患者輕微抬起頭部時，您應該可以感覺到手指下的肌肉在收縮。重新定位您的雙手，直到您感覺到肌肉在收縮。如果您能感覺到，那麼限制便不在身體深處您無法進行鬆解的地方。如果您的患者在核心肌群訓練方面遇到困難，您可以檢查一下肌肉，看看肌纖維是否有足夠的自由進行完整收縮。如果患者的這個部位有創傷或疤痕歷史，並患有淺層肌肉疼痛，相關的限制可能出現在這裡。檢查邊緣處是否卡在腹外斜肌上。仰臥舉頭動作可以協助將直肌與其他軀幹肌肉或髖部屈肌隔開。當腹直肌過於僵硬而不能輕易伸展時，您的患者會無法舒服地使胸腔保持直立、抬起狀態。這會導致慢性的駝背姿勢，胸腔處於受壓狀態，亦會對頸部姿勢產生負面影響。當腹直肌很健康並且運作良好時，靜止性肌張力可以幫助穩定腰椎過度前凸。它可以在骨盆和胸腔之間形成一個強有力的連結來穩定上軀幹。

用您的指尖或手的邊緣鬆解整條腹直肌。您可以從腹直肌兩端伸展整條肌肉，一路從胸腔底部伸展到恥骨。又或者，如果更為合適的話，您可以縮小雙手間的距離以增加動作的頻率。請與患者患部進行接觸，雙手壓入至身體受限部位，在雙手間進行伸展動作，等待鬆解發生並跟隨發生的方向行進。

這種肌肉在邊緣處的功能有時會受到限制的負面影響，就像我們在斜方肌前緣看到的那樣。在這種情況下，我們放置手的位置會略有不

同。您可以從軀幹側面接觸肌肉來辨認肌肉的邊緣。當您的手指向中間滑動時，讓患者仰臥並抬頭，再將手指滑向腹直肌中心，直到您感覺到收縮的肌肉群，病人即可放鬆，您也可以開始進行鬆解。像斜方肌一樣，您會感覺有點像在將肌肉邊緣從下部結構上剝開一般。

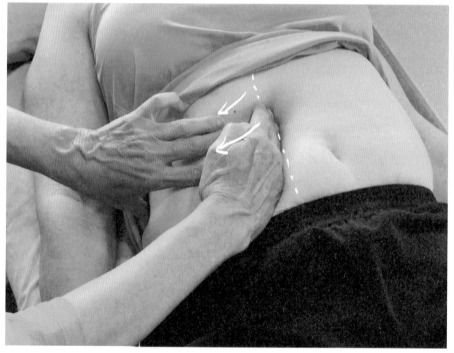

將腹直肌邊緣從下部結構上剝開，可以改善肌肉的獨立收縮和效用。

鬆解軀幹 4　　軀幹後部

那些分布廣泛、與連接胸腔底部和腰部有關的筋膜會變緊和縮短，進而影響脊柱的自然曲線。這個範圍內有許多部位可能會重複發生拉傷或是發生急性拉傷造成的限制。您可以檢查胸腔底部並在肋骨和髂嵴之間進行鬆解，就像是鬆解軀幹其他範圍一樣。此外，椎旁肌可能會因受傷或是過度使用而變的非常僵硬。像腹直肌一樣，整條椎旁肌的任何一處和／或邊緣都可能受到限制—被過度包覆或是肌肉處於最高密度狀態。

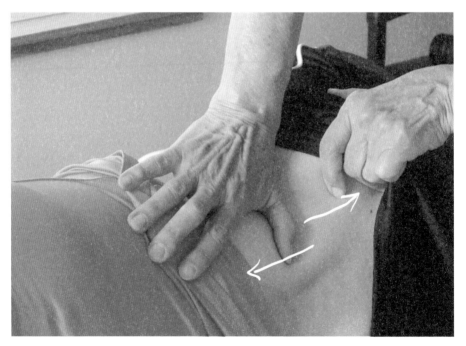

對腰椎旁肌進行伸展鬆解動作。

　　對大多數人來說，後下鋸肌是非常難伸展的肌肉。一旦它變得僵
硬，就有可能變成持續性胸痛的來源。如果患者的經歷和／或是您的視
覺評估結果引導您到這個部位，請您像處理其他部位一樣處理這個部
位。用手掌底部找到好的接觸點，壓入身體直至受限部位，然後跟隨鬆
解方向向外推開。重複這些步驟直到該部位處於打開和平衡狀態。您可
以在採坐位患者的背後有效處理這個部位。比起俯臥患者，您比較能夠
了解採坐位患者的胸腔是如何在骨盆上抵抗重力保持平衡的。

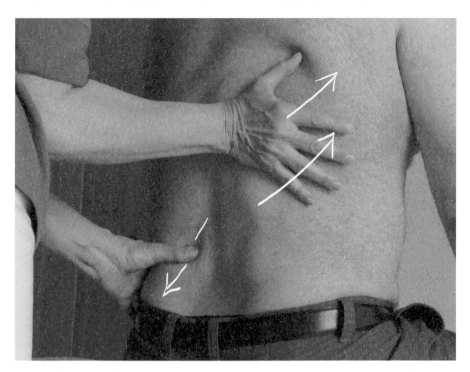

從採坐位患者的背後進行治療，可以更好地感覺出位於胸腔和骨盆之間的軀
幹後部限制。

回顧

　　跟往常一樣，在此時對患者進行檢查。當您在治療該部位時，改變患者的姿勢會非常有幫助。如果患者在您進行治療時一直側臥或俯臥，那麼現在請他坐起，雙腿懸在治療床邊緣。回到原點並重新進行視覺評估。詢問患者是否還有任何需要注意的部位，如果合適的話，請治療這些部位。如果您進行了很多鬆解以及改變緊繃肌肉的動作，請提醒患者，他們的身體目前正在變化中，因此可能會在接下來一、兩天中變得比較無力。我常常會跟他們說「不准打壁球或漆天花板」，這句話通常會逗笑患者，因為沒有人會真的計劃做其中一項活動。說這句話的目的是要避免患者進行新的活動，或需要突然改變身體方向、持續壓迫上半身的動作，進而影響下半身。讓肌肉和神經系統有時間適應相當重要，如果合適的話，也可以給予您的患者更實際具體的例子。

鬆解的重要性

　　想要成功治療肩帶或頸部功能失調，使軀幹運轉起來和處於平衡狀態是關鍵。如果位於較高位置的結構在歪斜的基底上保持平衡，問題則會再次發生。教導患者適當的伸展動作和運動來保持這種平衡是很重要的，協助分析哪些動作可能會導致慢性問題也很重要。在對軀幹進行評

估和治療之後，我可能會說「您好像常常反覆彎腰，往右下方伸手」，
然後讓患者回想他們的活動，無論是當下想起，或者稍晚他們便會發現
自己在做那個動作，就可能找出有問題的動作。然後您和患者便可以進
到下一步的改進環境或過程。

骨盆與腰部

　　骨盆在人體解剖學當中屬於複雜區域，且對整個身體至關重要。骨盆是所有坐姿的基礎，無論您是在對輪椅座位進行評估，還是要提出符合人體工學的建議，都必須從骨盆開始判斷，因為所有的一切起始於骨盆。在站立和活動時，骨盆的平衡以及腿部與骨盆的關係，可以影響下肢運動的舒適性和有效性。軀幹和上身的舒適性和姿勢，可說都需仰賴處於穩定平衡狀態的骨盆。

　　腰部多方面來看都是骨盆的延伸，以骨骼連接了身體的下部和上部，因此骨盆傾斜的角度對腰部曲線有所影響。腰部的肌肉和軟組織可以直接與骨盆連接，或者通過該區域的筋膜平面間接與骨盆連接。骨盆的圓窩狀凹槽可以容納髖關節球狀頭端，而整體來說，骨盆功能失調可能會影響臀部的問題。

肌動學觀點

　　提醒自己骨盆是如何由三塊骨骼組成，確認您可以憑空想出骨盆的結構。如果這些零件中的任何一塊出現旋轉或傾斜，造成角度改變，骨盆的整體穩定性便會受到影響。如果其中一塊髂骨相對於另一塊髂骨向前或後旋轉，想像一下用來連接　髂關節和恥骨聯合的骨表面會受到怎

樣的壓力。如果您沿著連接處進行觸診，可能會有什麼樣的感覺？觀察一下它們的位置，以及是哪一部分與髂骨前上棘和髂後上棘連接，看看您可以從中獲得哪些與骨盆位置有關的資訊。

看看薦椎是如何成為骨盆環的基礎？當它位於大型骶髂關節表面上的兩個髂骨之間保持平衡時，請想像一下薦椎移位會使哪一部分受到壓力。無論薦椎往任何方向稍微移位，都會導致骶髂關節承受壓力或失去平衡。像骶髂關節這麼大的表面，還有處於穩定狀態的骨盆如果涉及如此多的壓力，薦椎稍微的移位便會為該區域帶來持續性的深度疼痛。

看看那些通向骨盆的肌肉，檢視它們與哪些部位連接在一起。提醒自己肌肉要如何配對，才能移動並平衡骨盆，特別是前部—後部。看看除了骨盆之外，有哪些軟組織結構可能會拉扯骨盆造成向前或向後傾斜。想想看一個結構為什麼可以造成此種狀況的原因或結果。例如，緊繃的腿後肌群可以在坐骨結節處向下拉，讓骨盆向後傾斜，進而伸展腰部造成不適；另一方面，不易伸展的緊繃腹肌也可能導致這種旋轉狀況。細想腰椎旁肌是如何增加腰椎曲線，以及促使骨盆向前傾斜，但髖部屈肌與無力的腹肌兩者相結合也可能是罪魁禍首。

看看腰椎上大量的小肌肉，它們的作用為保護每一節腰椎並使其可以移動。還有其他針對腰部的介入治療，可以更具體地治療腰椎的更小部分。如果您對這個區域徒手進行肌筋膜鬆解治療，實際上是與椎旁肌協力對覆蓋這些肌肉的筋膜整體造成影響，而不是對單獨一塊肌肉造成

影響。

看看腰方肌和它的功能，在與大體積的大腿和臀肌相比之下有多小，也看看它在橫向穩定腰椎方面有多重要。當我們移動時，記住腰方肌是如何協助我們抬起骨盆。也想想看，如果身體某一側的腰方肌不能如常運作，腰椎的穩定性和舒適性會受到怎樣的影響。

仔細研究髂腰肌是如何從骨盆移動至股骨，並且附著其上以進行髖關節屈曲。如果這塊肌肉沾黏在周圍結構上而不能輕鬆滑動，可能會造成髖部無法完全伸展。也請觀察這塊肌肉在骨盆邊緣的方位，還有它精確的拉動角度對於輕鬆發揮功能有多重要。看看髂腰肌的遠端附著點與縫匠肌的近端附著點有多接近。當它們運作良好時，這兩塊肌肉會獨立運作；然而，如果它們不能舒適地相互滑動，臀部和大腿的動作和舒適性則會受到影響。

「X光透視」骨盆與腰部

雙側髂骨前上棘是檢查骨盆對齊最有用的指標之一。提醒自己它們通常如何定向以及如何融入髂嵴。如果觸診時發現身體一側的髂骨前上棘比另一側來得高，還有如果髂骨在矢狀面上旋轉，那麼骨盆環中有什麼其他東西會受到影響？如果其中一側髂骨前上棘的位置比另一側更往內或往外，並且髂骨在橫狀面上旋轉，那麼骨盆與什麼結構連接時可能

會感覺到壓力？我們必須有這個觀念，當骨盆一側功能失調時，骨盆另一側幾乎不可能不受到影響。

　　請觀察患者坐著和站立時髂骨前上棘之間的平衡，因為這項平衡有時會因姿勢改變而有所不同。如果骨盆兩側的排列會隨著患者坐或站而改變，請在患者改變姿勢時對他們的骨盆進行評估。患者坐著時，將您的兩隻拇指放在髂骨前上棘兩側，其他手指靜置於髂嵴或臀肌後方。身體歪向一邊，所以您的頭不會擋住視線。請患者起立，但是雙手保持在原來位置上。用您的本體感覺個別感受骨盆兩側，並分析它們如何隨著姿勢的變化而改變。如果您發現有一側的髂骨似乎在患者起立時更往後旋轉，您可以檢查那一側的腿後肌群，看看它們是否過於受限而不能輕鬆自在地伸展。如果您覺得其中一邊的髂骨隨著起立動作向前旋轉，則可以花多一點心思檢查髖部屈肌。

　　如果兩側髂骨前上棘相似，而且骨盆兩側平衡，那麼請觀察骨盆本身是如何向前或向後傾斜的。對髂後上棘進行觸診會很有幫助，但是髂後上棘比較難找到，因為它們比髂骨前上棘更不易察覺。了解一下髂骨前上棘和髂後上棘如何描繪出骨盆的頂部邊緣；當兩者維持水平，骨盆就是水平的。

　　檢查骨盆環的坐骨結節，它們必須直直朝下才能保持平衡。您已經想像過髂骨旋轉後的樣子，如果您正在觀察髂骨，也可以觸摸兩側坐骨結節，並觀察其中一側是如何置於另一側的前方或後方。有時兩側髂骨

會以不同的的角度傾斜，也就是其中一側坐骨結節比另一側更接近尾骨。這個情況不常發生，但有可能導致腰部或薦椎區域持續性疼痛。想要觸診檢查出這個情況，最好的方法是讓患者坐在有些許填充物的治療床上，將朝上的手掌移到臀部下方感覺坐骨結節，然後用雙手的本體感覺判斷它們是否處於平衡位置，或其中一側比另一側更朝內或朝外。

當您開始想像脊柱從薦椎處上升時，請觸診尋找對稱性。儘管肌筋膜鬆解可能是很有用的輔助治療方式，單單使用這個方式不足以治療更嚴重的背部損傷或創傷。然而，對於複雜性不高的肌肉骨骼疼痛，這個治療方式可能非常有用。請看看腰椎的弧度有沒有增加還是變直？對於位於脊柱周圍較小的肌肉所承受的壓力來說，這個結果意味著什麼？看看腰椎和胸椎的連接處，以及胸腔的位置是否平衡；看看腰椎兩側軀幹的燈罩結構是否受到不對稱的壓力？

您也可以對薦椎邊緣進行觸診，檢查是否平均、薦椎感覺或看起來像是固定在髂骨之間，還是其中一側上翹或下傾？

鬆解骨盆和腰部 1　　推 開 肋 骨 和 髂 嵴

在開始討論軀幹之前，首先要觀察肋骨和髂嵴之間的連接處，因為這裡會影響軀幹的一切。即使主要目的是要治療肩膀，但治療過程也經常從橫跨肋骨和髂　、肌肉的燈罩結構等處開始。雖然治療師可以在患

者坐著，甚至站著時治療這個問題，但讓患者躺下治療會更容易進行。

　　您可以從看起來比較短的一側開始治療。沿著肋骨和骨盆的曲線垂放雙手，觀看／感覺皮下哪一部分的筋膜更密集、彈性更小。有可能是腹斜肌腹的筋膜、有可能是覆蓋在胸腔底部的筋膜、也有可能是與髂嵴連接進而影響骨盆平衡的筋膜，將您的雙手置於受限筋膜的兩端，或者放在胸腔底部和髂嵴上。集中注意力，雙手壓入至筋膜受限處，慢慢地擴大雙手間的距離以停止壓力並拉緊筋膜，等待鬆解出現並跟隨出現的

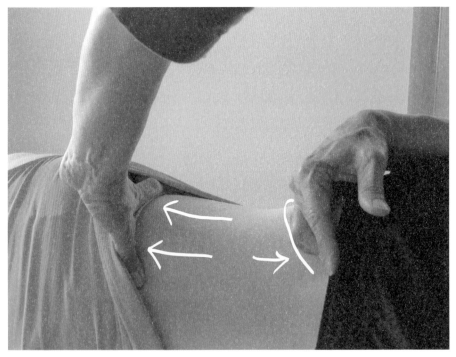

如果骨盆高聳，在肋骨和髂嵴之間進行鬆解可以幫助平衡骨盆。

方向行進。如有需要，請重複上面步驟以軟化和伸展這個區域。當一個人的身體明顯受限，而您成功鬆解了這些限制，胸腔和骨盆的方向便會隨之改變，姿勢也會稍微不同。

鬆解骨盆和腰部 2　延伸腰椎

有時位於腰部的椎旁肌會變得僵硬和疼痛，並且不能完全伸展，而重複性勞損或創傷可能會導致這個情況發生。您可以在患者側臥、俯臥、甚至坐著時治療這個區域。如果您觸診時發現其中一側比較僵硬或似乎比較短，您可以從這裡開始治療。感覺出限制部位的兩端、或者可以只將雙手放在肌肉上任何地方並且稍微分開。確定雙手的位置，決定您的接觸點是手的邊緣還是手指。壓入，拉緊，並慢慢地伸展。根據患者當下能夠接受的程度，您可能只進行一次鬆解，或是在脊柱上向上或向下移動，進行幾次小鬆解。

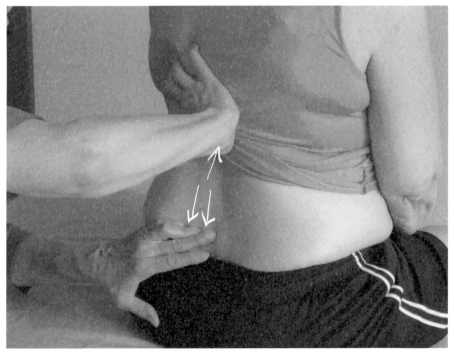

伸展腰部椎旁肌可以改變骨盆的平衡,並且緩解該區域的肌肉壓力和疼痛。

　　接著檢查腰椎和髂嵴之間的小三角區域。這個區域非常小,如果之前的損傷或壓力導致這個區域變硬,大多數人無法自己伸展開來。如果這個區域缺乏彈性,骨盆的動作會反覆牽拉腰椎下部;假使腰椎本來就在疼痛,這種重複性牽拉動作會使疼痛加劇,並延長疼痛。由於這個區域過小,您可能會使用拇指或指尖進行鬆解。根據您所發現的情況,將拇指或指尖放在軟組織上或右側骨骼邊緣。即使如此,您還是要遵照相同的節奏:集中注意力、壓入、拉緊、伸展、重新評估。

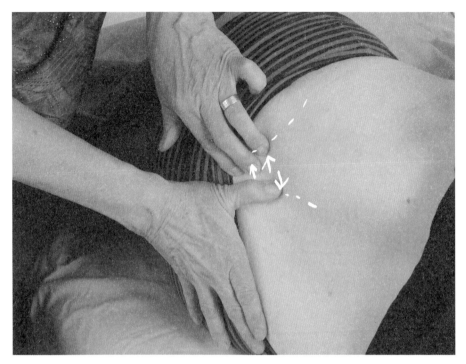

推開下腰椎與髂嵴曲線之間的小三角區域可緩解該區域的壓力和疼痛。

鬆解骨盆和腰部 3 ｜ **伸 展 腰 方 肌 並 保 持 平 衡**

　　腰方肌受限通常是肌肉骨骼背痛的根源。當您在對腰部進行觸診時，請患者俯臥、側臥或坐著，看看您是否能在較為平坦的軀幹肌肉層下方感覺到腰方肌的存在。肌肉能量治療是治療腰方肌的好方法，當您指導患者活化這塊肌肉時，請向他們解釋，您希望他們能夠獨立抬起骨

盆，而不是髖部屈曲。您希望他們將該側骨盆往頭部方向滑動，當其受
到隔離且沒有其他肌肉正在收縮時，您會更容易用手指找到這塊肌肉。

　　當您觸診活化的肌肉時，判斷是否能感覺到整塊肌肉的收縮。如果
雞肉感覺起來像是受到了限制（被過度包覆，或者某些肌纖維硬掉而無
法啟動）就需要鬆解。您可能會使用拇指或指尖鬆解位於這個深度的限
制，請集中注意力、壓入、拉緊、伸展。在進行一次或多次鬆解後，請

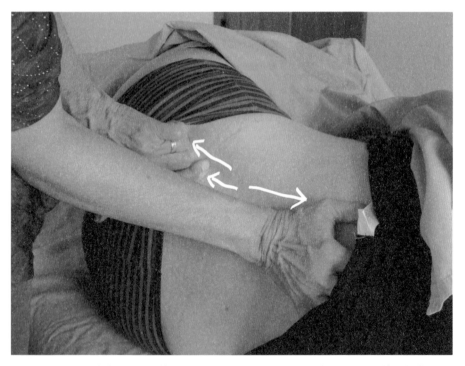

鬆解腰方肌，讓它可以更積極地收縮和放鬆、保持腰部平衡、緩解疼痛和改
善功能。

患者小幅度收縮肌肉，將手指擺至已收縮的肌肉上，然後跟著自主性鬆解的肌肉伸展至末端。如有必要，請重複步驟以充分鬆解肌肉，並看到整塊肌肉收縮，且每次都要檢查並比較兩側。

鬆解骨盆和腰部 4　保持骨盆平衡

　　我常常看到患者有骨盆不平衡的問題。這個問題會引起嚴重的持續性疼痛，靠運動很難減輕症狀。當患者骨盆的兩半或是髂骨不相同時，骨盆所受到的持續性壓力會讓他們變的很衰弱。具體來講，這些患者難以忍受坐著時要承受的痛苦。我們治療的一般原則是觀察和感覺出骨性標誌，並決定您應該從哪裡開始進行治療。軟組織受限可能會拉扯骨盆，使其定位不正。請用您的雙手觀察並鬆解這些受限的軟組織，並經常以觸診髂骨前上棘的方式來重新評估患者情況。

　　當患者側臥時，請用雙手沿著髂嵴往上觀察直至肋骨處，以多個角度進行檢查，看看您是否能找到受限部位。打開這些區域有助於髂骨向後方移動，並使看起來比較前傾的髂骨前上棘縮回。根據患者的病史以及在他們感覺舒服的情況下，您可以鬆解他們的側腹。請用指尖在髂骨前上棘稍微內側的地方和髂骨曲線上輕輕滑動，檢查是否有限制存在。集中注意力，讓患者的身體告訴您可以壓入的深度，然後用雙手往兩邊拉長。

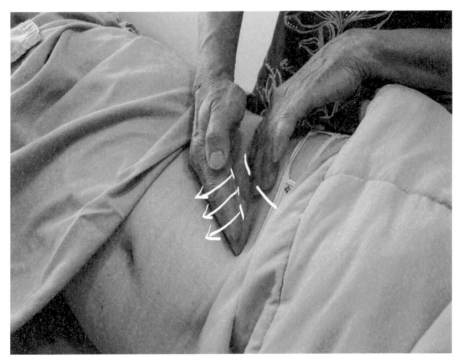

一隻手的手指在髂骨前上棘內部彎曲，然後用另一隻手掌打開側腹部，並幫助那一側的骨盆活動自如以保持平衡。

確定一定要檢查腿後肌群止點，看看它是否有適當地固定住髂骨。當您對坐骨結節止點進行觸診時，請患者彎曲膝蓋，讓腿後肌群稍微收縮。此時添加一點阻力，會更容易感覺到收縮，然後用雙手檢查腿後肌群是否有一路拉緊至坐骨結節。我的理論是，有些人最後幾英吋的腿後肌群全部是糾結的，而這可能與長期的坐姿有關。此時因腿後肌群近端幾英寸糾結，當這塊肌肉收縮時不會一路縮短至坐骨結節，進而降

低骨盆穩定性甚至破壞平衡。請結合使用鬆解療法和肌肉能量療法，將腿後肌群與周圍組織分開。請患者收縮腿後肌群，然後一路跟隨鬆解的方向向上直至坐骨結節，以幫助收緊肌纖維。您也可以在患者俯臥、側躺、甚至站立時進行這個療法。

患者仰臥時，請用雙手對髂骨前上棘兩側進行觸診。其中一側髂骨前上棘是否比另一側還要高出治療床許多？這個情況通常不是很明顯，

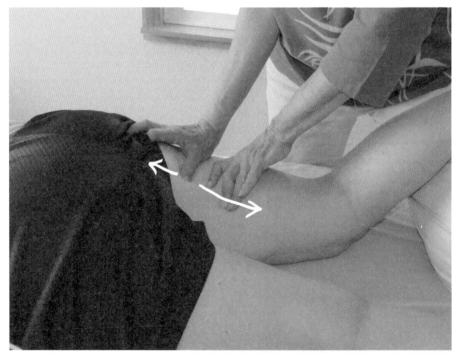

鬆解近端腿後肌群附著點可以幫助肌肉一路收縮至坐骨結節，而這會有助於穩定骨盆。

而您也只需稍微進行鬆解即可。如果您將手指微彎成杯狀，放在骨盆縮
回那一側的後方，您可以集中注意力並緩緩加重壓力，往天花板方向抬
高，直到拉緊筋膜為止。將您的指尖放在髂嵴上，並抬起骨盆上緣。用
另一隻手穩定股骨上部讓骨盆可以移動，等待然後沿著抬起的方向行
進，有時這樣做就會出現效果了；另一個選擇是將用來保持穩定的手放
在相對的髂骨前上棘上，這樣做會將壓力分散在骨盆上，並在同時稍微
移動骨盆兩側。無論使用哪一種鬆解方式，請施加微弱的壓力，幅度必

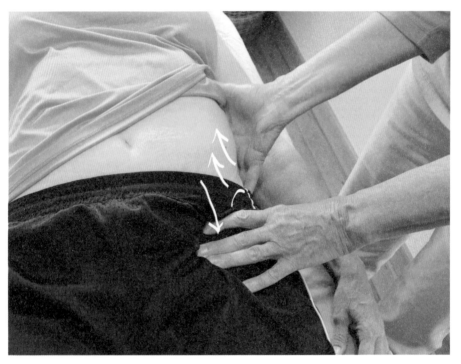

往天花板方向抬起髂嵴邊緣，並同時穩定股骨頭。這樣做可以幫助移動稍微
有些縮回的骨盆。

須在患者能夠容忍的範圍內，關鍵是速度要慢， 這是肌筋膜鬆解法的一大特徵。

對坐著的患者進行鬆解是平衡骨盆和緩解持續性疼痛最有效的方法之一。當我鬆解完當天需要處理的部位，而且骨盆已經準備好要改變後，我喜歡在結束徒手治療部分後進行這個療法。將手指尖從患者後方繞過患者並放在兩個髂骨前上棘上，而拇指靜置於薦椎上。用您的本體感覺來檢查髂骨前上棘是否相似，是否其中一側仍比另一側高或低？或者其中一側較另一側往內或橫向移動？指向內側或外側？

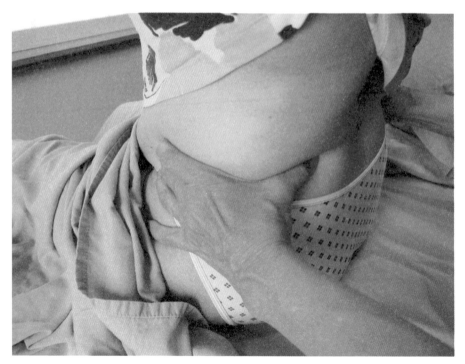

指尖置於髂骨前上棘、拇指置於薦椎上，然後評估骨盆平衡。

　　當您在評估骨盆靜置於哪個位置時，可以先想像如何徒手修復。想像如果軀幹和骨盆是用黏土製成的，而您正在徒手使兩者重新回到平衡狀態。鬆解任何您發現的限制以達到目的，有時您可以從脊柱朝髂嵴方向進行鬆解以打開其中一側，使它與另一側相同。

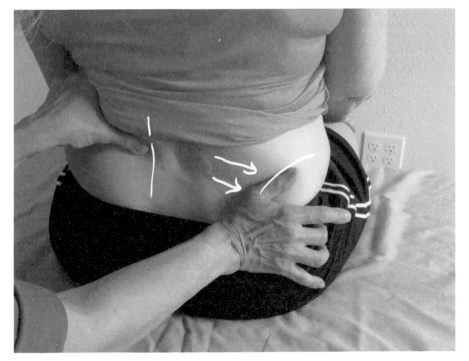

鬆解脊柱和髂嵴之間的限制可以推開這個區域，並保持這個區域的平衡。

　　有時您可以將手繞至患者前方超過中線，將指尖放在髂骨前上棘稍微內側的地方；另一隻手用以穩定同側的側骨盆。集中注意力、壓入至受限部位，用放置在腹部髂骨前上棘稍微內側部位的手指尖緩緩往中間牽引，如同您正在將腹部從骨盆裡剝離一般，進而推開那一側。

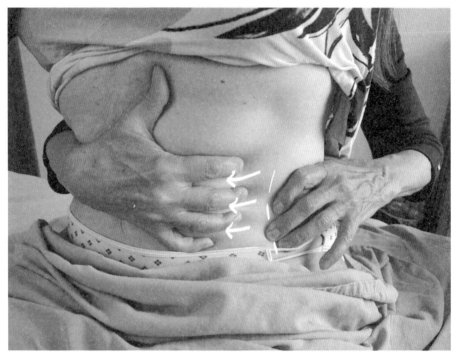

用一隻手穩定髂骨的一側，另一隻手則繞過身體中線到患者前面。將腹部拉離骨盆以推開該側。

　　有時坐骨結節需要平衡。值得慶幸的是，這種情況並不常見，但是如果患者其中一側髂骨的定位非常不正確，導致坐骨結節不平衡，此種痛苦會讓患者相當難忍。請患者背對您坐在有些許填充物的治療床上，將您的雙手放在患者臀部下方，每側一隻並且掌心朝上。患者可以輪流提起臀部，協助您將雙手放在對的位置上。但是，想要準確評估患者，他們必須完全坐在您的手上。您的手指可能需要從患者的短褲或內褲開口處滑入與皮膚接觸（您或許還記得我們在 X光透視這一部位時描述過這個位置。這個例子再次說明，您在治療中有多麼常直接從評估階段進入治療。）

　　一旦您的手指就位，請對坐骨結節進行平衡評估。兩側坐骨是否都直直指向下方？還是其中一側向內、向後或向前傾斜？當您在進行評估時，雙手已經就位因此可以直接進行平衡和鬆解。用雙手拉撐以拉緊筋膜，將位置不當的坐骨結節牽引回能夠使其恢復平衡的位置。慢慢來，等待鬆解發生。牽引距離很短，所以您的動作也不會太大，但需要這項治療的患者會立即發現變化。

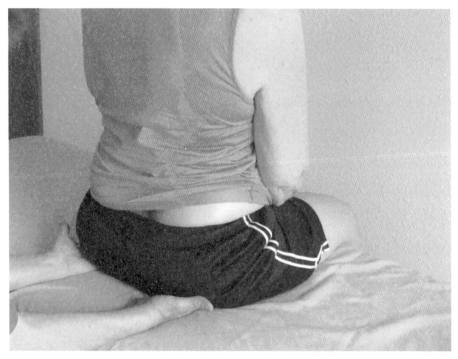

對坐骨結節進行對稱性評估。如果其中一側不平衡，請用雙手拉撐並稍微進行鬆解，讓坐骨達到更平衡的位置。

鬆解骨盆和腰部 5　　**骨 盆 底 部**

在視覺評估階段時，您可能不一定會察覺骨盆底部受到限制。當開始針對臀部和臀肌進行觸診和鬆解時，便會注意到骨盆底部的限制，進而合理化您曾經接觸過的結構。有時您會發現這些限制是由大腿內收肌

引起的，也會感受到股骨和坐骨結節之間的受限，可能會如何限制腿部的完整動作。此處受限也可能是造成女性患者患上應力性尿失禁的因素之一。由於婦女健康是屬於專科治療領域，具有一套獨立的知識與技術。如果您認為患者的這個部位受限，請詢問她是否有漏尿的問題；如果問題不小，請諮詢或將患者轉介給在此領域有經驗的治療師。

如果患者沒有尿失禁的問題，想像一下股骨內側的小轉子與坐骨結節之間的連結。您可以在患者側臥、臀部和膝蓋彎曲時接觸到該區域。集中注意力，用拇指或指尖壓入受限部位，並在組織能夠容忍的程度下緩慢推開受限部位。同樣地，您可能會在坐骨結節和大轉子之間發現限制，而這些限制會削弱臀部的完整動作和／或坐下時的舒適度。請以上述類似方式進行鬆解。

鬆解骨盆和腰部 6　薦椎與尾骨

如果患者最近或過去有過跌倒並且臀部先著地的經歷，他們的薦椎和尾骨周圍的筋膜可能會出現受限，而且很難通過自我伸展來消除限制。可以在患者側臥或俯臥時進行治療，使用拇指和／或指尖，集中注意力並壓入。這個區域的限制通常很密集，並且很靠近肌肉的起源處——骨骼。將這次的鬆解想像成正在軟化僵硬部位，緩緩間隔開手指和／或拇指之間的距離。可以沿著薦椎和尾骨的外側邊緣進行這些步驟。

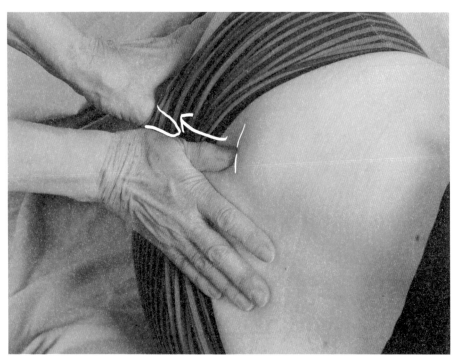

想要沿著薦椎進行鬆解，一個接觸點要作穩定用，另一個接觸點則如圖所示要做牽引用，沿著薦椎邊緣向下移動，或者有時您可以從身體中線處沿著肌纖維進行拉開動作。

　　另一個沿著薦椎進行鬆解的方法是從薦椎的邊緣處開始，並從骨骼處沿著肌纖維散開。每一次鬆解的範圍不要太大，沿著側邊上下移動，直到清除所有您找到的限制。有時光是消除尾骨邊緣僵硬，就可以幫助它在更平衡的位置上就定位。如果您覺得薦椎在橫向平面上傾斜，也就是說右側邊緣或左側邊緣比較靠後方，您或許可以嘗試在患者俯臥時，

將雙手或兩個大拇指同時放在俯臥患者的薦椎兩側以便使之平衡。集中注意力，緩緩壓入，如有需要請調整施加於兩側的壓力以保持平衡，然後等待鬆解發生。

回顧

身體重力中心以及維持靜態與運動姿勢的身體支撐基底都位於骨盆內。當您對這個區域做出改變後，請評估其效果，以免患者在下次回來接受治療前都處於失去平衡的狀態。每次都要完整評估兩側，如果患者處於骨盆不對稱的情況下已有一段時間，而您在療程中鬆解了有問題的那一側，那麼疼痛可能會轉移到另一側。您必須一併鬆解「沒問題」的那一側以及「有問題」的那一側，以達到平衡。我經常會從「沒問題但比較緊繃」的那一側開始治療，找出鬆解點，以便騰出空間讓最終的疼痛得以轉移。務必向患者說明您是故意「弄錯」邊的。在骨盆、臀部、尤其是薦椎區域，疼痛的那一側並不一定是罪魁禍首，有可能其中一側介於某種原因收緊，並變得更加受限，而另一側則處於伸展狀態、穩定性較差、動作比舒適感來得多、而且還會疼痛。

詢問您的患者感覺如何。如果他們沒有主動提供有用意見，請特別詢問他們坐著和／或站立時骨盆的感覺。很多時候，患者會說他們感覺更加平衡、更平坦、更平穩、更穩定，或更安定。

鬆解的重要性

　　平衡骨盆和緩解腰部壓力會使身體在耐力和疼痛控制方面有所不同。我們用肌肉出力來對抗不平衡，其實是很累的一件事。這些不易察覺的不平衡所造成的疼痛通常隱約而強烈，當下若進行骨盆校正鍛鍊，疼痛可能會加劇。疼痛也可能因座位的的傾斜度和形狀而異。想想看是什麼樣的受傷或重複性勞損機制會造成您發現的身體限制，然後往回推，試著建議患者改變環境，例如加入坐椅墊背，進而增加他們的舒適度和生產效率。

髖部

肌動學觀點

提醒自己髖部如何跟肩膀一樣，藉由軟組織連接到身體中心。髖關節臼杯的深度比肩膀深，因此更安全，但是活動性更差。髖部肌肉的附著點則以各種角度橫穿關節。想想看，當薦髂關節坐落於骨盆環中，是如何依賴髖部肌肉的平衡度和準確的牽拉角度來保持張力和平衡；再觀察較小的肌肉是如何環繞股骨頭以保持穩定，並想像如果某人的這些部位其中之一拉傷或受限時，他們會如何形容這般劇痛。再次提醒自己梨狀肌與坐骨神經之間的關係。

請從不同角度觀察髖部與髖部肌肉。想像它們要如何相互滑動才會有效果。看看它們是如何從髂骨曲線和沿著薦椎冒出、如何嵌入這兩塊骨頭。當髂脛束覆蓋住髖關節以及保持其穩定時，請特別觀察臀中肌和闊筋膜張肌是如何嵌入髂脛束。如果兩者之一的肌纖維受到限制，無法有效進行觸發怎麼辦？請觀察髖關節移動時，它的平衡有什麼變化？

請注意看那些越過髖關節、嵌入骨盆的大腿長肌促成了多少種髖部動作。如果這些肌肉卡住，無法相互滑動，又或者它們發生移位，您可能會覺得髖關節有摩擦感，即使問題的根源可能在大腿上。

請觀察股骨頭的角度，以及它與髂骨如何對齊。所有越過該處或影響該處動作的肌肉的張力和牽拉角度，使該處的平衡得以保持最佳狀態。請想像您正在觸摸大轉子和小轉子，如果股骨向前或向後傾斜，它們摸起來會是什麼感覺？大轉子在無數臀部肌肉中的位置如何提供線索，告訴您可能要做些什麼以進行校正？

「X光透視」髖部

對大轉子進行觸診以評估髖部。如果您的患者可以忍受側臥，評估過程中請他側臥會讓從前側和後側接觸髖部都容易許多。請患者在膝蓋間放一個枕頭，以減輕髖關節的壓力，如果您想增加髖關節的伸展度也可以將枕頭取出。大轉子周圍的軟組織在轉子前側密度比較大、還是在轉子後側？轉子與股骨頭中心相較之下是否角度傾斜？大轉子應該從骨盆內直直指向外面，而它周圍軟組織的張力應該處於平衡或均勻狀態。想要評估髖部，就要觀察患者站立時膝蓋的狀態。如果膝蓋骨指向偏外側或內側，旋轉應變則很可能起始於髖部。站立時雙腳的角度與上述相似；如果一邊腳趾更朝向側面，髖部外部旋轉時則可能會有緊繃感。

鬆解髖部 1　　　髖 關 結 置 中

如果您發現大轉子骨頭突出處一側的張力由於某種不對稱應變而變得更強或變緊，用拇指或雙手推開該區域。將拇指邊緣固定在大轉子上，另一個拇指或是手的邊緣則固定在軟組織中。集中注意力、壓入受限部位，檢查各個角度以找到與限制相似的角度。慢慢地將第二隻手從大轉子上移開，鬆解或軟化限制。如有需要，請重複步驟以平衡關節，並將關節輕鬆固定於大轉子周圍的肌肉網絡和軟組織中。

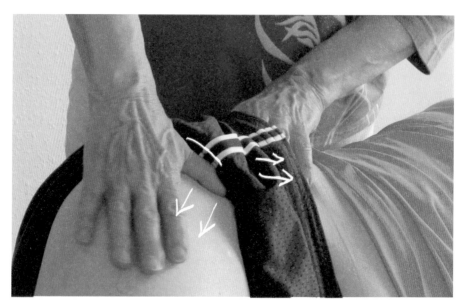

治療師將左手指尖置於大轉子下方進行穩固，同時用右手邊緣進行鬆解以打開大轉子前側區域。

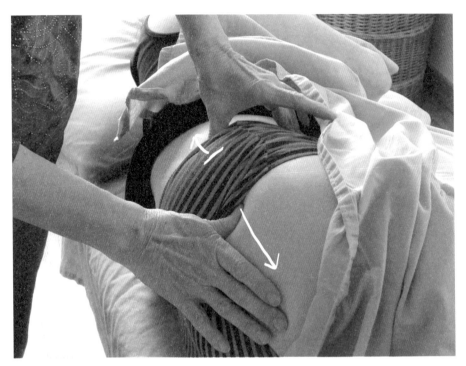

推開大轉子後側的軟組織，以兩拇指進行鬆解。

鬆解髖部 2　　　　**鬆解髖部屈肌**

　　髖部屈肌的位置對站立姿勢、站立姿勢的耐受性、及舒適的步態具有極大的重要性。 髖部屈肌緊繃通常也會導致背痛，我有一位年齡較長的患者，曾經花了幾個月的時間積極接受拉伸髖部屈肌治療。這個療程很痛苦，但是他在站立時，髖部仍然無法完全伸展。他患有的持續性背痛與這個狀況相關，使他無法與家人一起活動。我們發現他通過身體內側至髂骨前上棘的髂腰肌受到限制和僵化，就好像有一束肌肉沾黏在骨盆內側邊緣上一樣。肌筋膜鬆解術具有持續性和穿透性，因此我們可以使用這個技術來分開不同的肌肉，使它們相互滑動以及在骨盆邊緣上滑動。鬆解該部位可以軟化並拉長每條肌肉，使髖部可以在承受較小壓力的情況下進行進一步的伸展。患者在接受治療後站立的時間增長，疼痛卻減輕了。後來他可以使用助行架與家人一起去迪士尼樂園玩。

　　根據您的發現，可以在髖部屈肌受限的患者仰臥或側臥時提供協助。如果您在患者採取這些姿勢時對受限部位進行治療，但是看不到自己想要的效果，請患者站起來接受治療看看。有時當患者採直立姿勢，重力會讓身體有所改變，使受限部位更加明顯。

　　從髂骨前上棘開始治療，集中注意力，指尖輕輕滑入側腹尋找髖部屈肌。您可以要求患者進行小幅度收縮，以感覺肌肉在手中凸起。當您

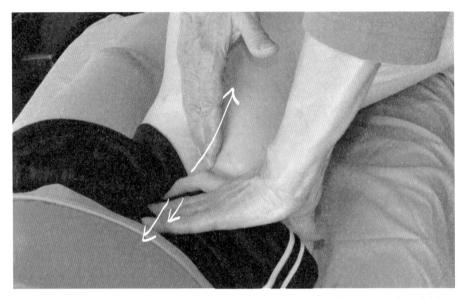

鬆解患者髖部屈肌是在患者的髖關節部分屈曲的情況下進行，以獲得支撐，進而減少勞損。

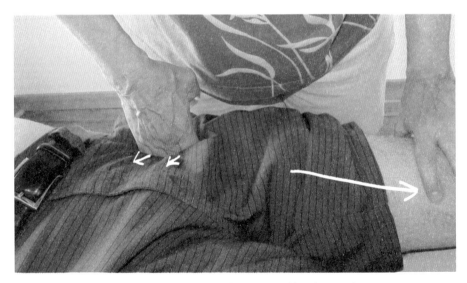

將髖部姿勢從屈曲改為伸展，以便在進行深層鬆解時加深伸展。

壓入限制部位時，雙手慢慢往兩側分開，沿著肌肉邊緣跟隨鬆解的方向滑動並進行鬆解。您可以使用肌肉能量治療來加深鬆解，並將屈肌和它周圍的筋膜分開。如果患者覺得很安心，可以跟隨鬆解的方向一路鬆解到腹部。然後隨著鬆解一路鬆解到大腿。

鬆解髖部 3　軟化與伸展髖旋轉肌

許多人的梨狀肌和／或其他髖旋轉肌會出現持續性僵硬感和疼痛。當患者側臥時，雙手壓入他們的臀肌。這些小而深層的肌肉通常在僵硬的情況下會很顯眼，請患者輕微收縮肌肉（上膝蓋側放，腳踝併攏），以幫助您評估和確認感覺。

當您集中注意力並壓入該區域時，您要使用的技術會有點不同，因為您要鬆解更深層的部位。請不要將注意力放在較大的臀肌上，而是溫柔地尋找它們下方較小的肌肉。 當您找到時，請評估那些肌肉是否被過度包覆或者處於完全僵硬狀態、是否太過於密實，以至於無法伸展並且無法讓臀部完全恢復到正常狀態？

當您輕輕地壓入旋轉肌或是小旋轉肌之間的接縫時，請耐心等候這些小傢伙暗示您鬆解發生了，然後跟隨鬆解發生的方向行進，雙手往肌肉兩側分開。如果您的手指尖太尖而無法鬆解該部位，請試著改用指腹或大拇指的平坦處。讓患者試著小幅度收縮然後放鬆。接下來，朝著肌

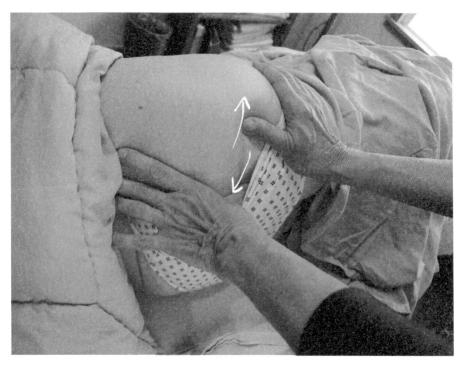

用您的兩隻大拇指軟化深層髖旋轉肌。

肉放鬆伸展的方向加深伸展幅度。您不僅要檢查肌肉的中間部位，還要
一路檢查到末端，因為末端承受的持久性壓力不容易被清除。

鬆解髖部 4　　矯正大腿肌拉動角度

　　如果您發現大腿肌近端附著點處僵硬和受限，分開這些肌肉以改善
拉動角度可以平衡髖部，還能提高鍛鍊這些肌肉的效率。取決於要矯正

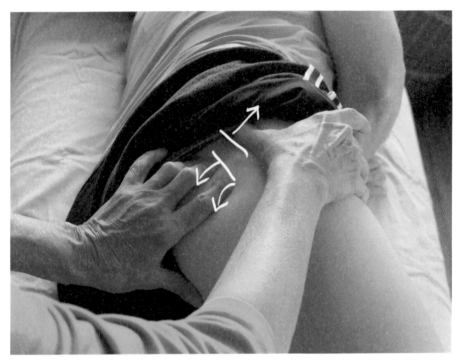

在進行此鬆解時，治療師的右手拇指穩定大轉子，左手手指則在肌腱處捲曲起來。雙手壓入，然後緩緩推開接觸面。這樣做可以使腿後肌群活動自如並改善牽拉角度，同時減少髖關節不必要的牽拉。

的肌肉部位，您往往會在最後鬆解大轉子與需要矯正肌肉之間的軟組織。根據肌肉限制和鬆解的角度，這個情況可以和鬆解骨盆底部、位於大轉子和坐骨結節之間的限制很相似。

鬆解髖部 5   **臀中肌**

　　我們有太多人不常進行純粹的主動外展動作，尤其是缺少運動的人。當髖部很少完全伸展，加上外展動作不頻繁，臀中肌的輔助效果就不能完全發揮出來。當患者側臥或站立時，請他們做主動外展動作，並對纖維前部和後部進行觸診。這些纖維位於較淺層的臀大肌下方，並從髂　內部延伸到大轉子。確保您有從冠　面觀察患者臀部外展狀況，不要讓他們的腳從中立位置前移。例如，您可能會發現肌肉的前部或後部無法輕易觸發，有些患者的肌肉可能僵硬得很均勻，並在不必要的情況下緊緊壓住髖關節，使得髖部疼痛加劇。

　　在臀中肌肌纖維上進行觸診並選擇一個點進行鬆解。集中注意力，用拇指或手的邊緣壓入並找到限制處。當髂脛束從髖部延伸出來時，將另一隻手固定在上面。緩緩進行拉撐以拉緊筋膜，等待，然後跟隨限制鬆解的方向行進直至受限部位末端。重新定位並重複步驟直到限制減少為止。如有需要，您可以利用肌肉能量治療來協助加強鬆解。

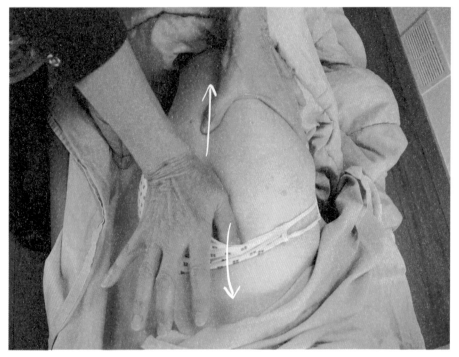

鬆解臀中肌後部肌纖維可以幫助患者更均勻地活化臀中肌，並使髖部得以更加平衡。

回顧

　　當您檢查患者時，確保至少對另一半髖部做個簡短的檢查。髖部兩側是聯繫在一起的，改變髖部一側發生的事肯定會影響到另一側。請記住，如果髖部一側受到壓力，有可能是另一側被緊緊壓住了。您可能需

要打開受到限制但不那麼疼痛的那一側，以騰出空間鬆解疼痛的那一側，讓兩側臀部之間的平衡得以轉移到更正常的位置上。要真正進行檢查的話，您需要患者在坐著或站立的情況下支撐臀部重量。當您詢問患者感覺如何時，請目視評估他們的平衡狀態；如果患者可以走動，請他們走幾步看看感覺如何。請目視評估患者步態。將您的手放在他們每一側臀部的大轉子上，並用本體感覺評估平衡狀態。如果患者曾經做過髖部手術，也需要檢查他們的疤痕。

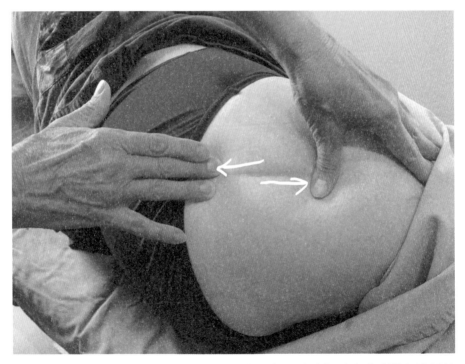

（經外科醫生允許軟組織治療後）沿著癒合良好的髖部手術疤痕進行淺層筋膜鬆解，可以增加皮膚的柔韌性和舒適度。

鬆解的重要性

　　不是只有關節炎會導致髖部疼痛。如果筋膜緊壓關節，任何因關節炎造成的疼痛都會加劇。如果筋膜受限改變了髖關節的平衡，不均勻磨損現象便會加速關節炎和其他問題的發生。有時患者做完髖部手術後沒有得到他們所期望的效果，如果他們的筋膜嚴重受限，那麼關節替換不足以讓髖部可以完全放鬆。一旦外科醫生允許軟組織治療後，這些鬆解方式以及其他類似的鬆解方式可以大大幫助患者減輕疼痛和增加功能。

坐骨神經痛（不限於椎間盤）

當患者告訴您他們的疼痛呈輻射型延伸到腿部時，我們通常會想到是腰椎間盤出了問題。詢問患者他們的腿部哪一個部位會疼痛。疼痛是沿著臀大肌神經一路往下移至腿部後側嗎？有時患者會指出，疼痛會廣泛地往大腿外側擴散出去，有一些患者甚至談論到局部擴散式疼痛。當然，鼓出的椎間盤會撞擊神經，導致疼痛症狀擴散到腿部，因此採用像是麥根斯腰頸療法這樣的療程來緩解疼痛是很合適的。

有時神經會與受限筋膜纏繞在一起。當這些受限筋膜處於拉緊狀態時，會明顯刺激到神經，每一個小動作或移位都會拉扯神經，使它疼痛不堪，患者的運動舒適圈也變得非常小。通常，您可以沿著受限神經路線進行鬆解（從遠端到近端）以擴大運動舒適圈。當您沿著受限神經輕輕地進行鬆解時，就像是清除吉他弦上的泥巴，或者從一碗黏在一起的義大利麵中撈出鞋帶一樣。鬆解後的神經可以在承受更少壓力的情況下更明確地發揮作用，就算最初的病因是椎間盤凸出，您也可以透過清乾淨神經（從遠端到近端）來減輕患者疼痛。當患者沒有感到*任何*疼痛時，您會更容易找到觸發疼痛的原因。

大腿外側會疼痛的患者，**髂脛束**和其他外側筋膜可能嚴重受限。當側面限制範圍大到髖部、骨盆、或軀幹動作會拉動緊繃的**髂脛束**時，患者會感到非常痛。這種緊繃的複合物可能會刺激到周圍神經，使患者的

疼痛加劇。同樣地，從近端到遠端鬆解限制可以清除腿部可怕的反應，並幫助您和患者更深入觀察導致疼痛的近端功能障礙。

您可能會用手掌或手指平坦處鬆解大腿外側（從遠端到近端）。要集中注意力，緩緩按壓，但不要過深。對該處直接施加過多的壓力只會增加對神經的壓迫，您的指尖要與患者皮膚接觸，但必須盡量讓張力保持橫向，而不是向下，就好像揪著黏黏的麵團、試圖拉動一樣。可以拖動並微抬肌肉來抓住它的邊緣，而不是直接向中間施壓。患者無論是仰臥還是俯臥，您都能夠將這個療法執行得很好，因為您能更容易抓住髂脛束的邊緣。如果您直接在髂脛束中央往下施加壓力，觸發的疼痛會跟限制在該處施壓引起的疼痛是一樣的。

如果患者側臥，確保您在治療時將重心放在邊緣，而不是中間。當您對腰椎進行分節治療，整體會因為腰椎進行分節治療而放鬆。接著，將會發現在後續療程中鬆解同一部位會更加容易，直到完全恢復。您可以固定在一個點上並鬆解近端部位，並對密度增加的患部進行觸診時改變手部角度，以抓住受限部位，等到組織有反應為止。組織鬆解速度必須多慢，我們進行鬆解的速度就保持多慢。有時您會覺得鬆解部位從近端移向遠端。如果發生這種情況，請固定近端的手，所以來自您可以動的那隻手的壓力、或來自鬆解的拉力會保持在您要鬆解的區域中，不會沿著限制移動。當您對限制進行分段治療時，整個結構的張力最終會減少。您可能會覺得在後續療程中鬆解同樣的區域（直到沒有問題為止）比較容易。

下肢

肌動學觀點

我們已經研究了大腿長肌，以及它們如何穿過髖關節，並對它起作用。現在，我們要來思考一下那些越過整塊股骨、延伸至膝蓋的長肌。想像這裡有一組您在老式帆船或劇院後台可以看到的那種繩索，這些繩索一起擺在控制點上，但是它們都通向不同的事物，並且具有不同的作用。您拉動一根繩索時，只希望那一片帆或是那一片窗簾有反應；但如果繩索互相纏住，拉一根繩子會部分拉牽動另一根繩子，後果會很慘。

大腿裡的這些肌肉需要相互滑動，才能輕鬆完成工作。它們與筋膜纏在一起，才可以有效工作。想想看大腿外側增厚的筋膜是如何加強穩定性的，光是肌肉本身並無法做到這一點。重複性損傷或創傷會造成肌肉邊緣沾黏並受到限制。如果活化一塊肌肉時牽拉到另一塊肌肉，患者可能會感到疼動和／或肌肉牽拉位置會有所改變。我將功能性肌肉群的邊緣想像成接縫，像是鄉間不同山丘之間的接縫處、又或者是縫合在一起的厚絨布之間沒有往下壓平的線縫。查閱您的肌動學課本，回顧股四頭肌和外展肌之間、外展肌和肌腱之間、肌鍵和內收肌之間還有內收肌和股四頭肌之間的功能性接縫。不要忘了過去大體解剖課程所教，深層筋膜將大腿分為前腔室和後腔室。

　　觀察膝蓋，但不要被關節的複雜性所干擾。如果患者的膝蓋問題來自關節處，那麼我們還有其他更合適的介入治療或技術可以用來治療。但是膝蓋疼痛通常發生於較為淺層的位置，並且與髖部或是腳踝不平衡有關。複習大腿和小腿的肌肉末端是如何穿過膝關節的。觀察股骨末端的圓球如何與脛骨的平坦處保持平衡。想像一下外筋膜從肌肉延伸出去、穿越並環繞關節時有多緊密，才能將整體固定在一起，同時還能平衡膝蓋骨。當其中一塊肌肉的拉力大於其他肌肉、或是不能充分伸展時會發生什麼事？這種不平衡所造成的痛苦會出現在哪裡？

　　觀察那些活化腳踝的小腿肌肉。像前臂一樣，小腿肌肉大面積附著在骨骼上、以及骨骼之間堅韌的纖維筋膜束上，然後以各種角度穿過腳踝。請記住腳踝與筋膜之間綁得有多緊，才能讓長肌末端對齊和固定好。

　　在檢查腳踝時，提醒自己小腿的兩根骨頭是如何坐落其下的一堆骨頭上頭。請記住，踝關節只能上下移動、或是在矢狀面上移動。當您記住了腳的三個部分（後足、中足、和前足）以及它們之間的關節時，您就會了解其餘動作是如何發生的（尤其是發生在橫跗骨關節處的動作）。如果將這些骨頭固定在一起的張力消失了，那麼您在踏步時，腳會很難輕鬆做出一連串的動作。另外，看看跟骨有多圓。腳是否可以穩定、平衡地與地面接觸取決於腳的平衡性，而腳保持平衡的過程相當的錯綜複雜。腳骨結構並不是生來就是扁平的。

「X光透視」下肢

　　我們已經討論過要觀察骨盆是否等高，或者有經扭轉。如果您發現骨盆移位，請往下觀察腿部，並想像腿部的筋膜袖，看看是否有任何相關的移位發生。當您評估完髖關節是否居中之後，請再次想像那些從髖部延伸到大腿的筋膜袖和筋膜束。

　　接著觀察膝蓋。兩側膝蓋是否完全指向前方？如果觸診有助於您進行評估，請一併執行。將膝蓋視為股骨和脛骨之間的連結，這個連結是直通的或有外翻（往身體中線方向彎曲）或內翻（往身體外側方向彎曲）？如果大腿和小腿沒有精確連接，請試著想像，當哪些軟組織受限時可能會使這個不平衡狀態越來越糟？這個狀況與患者的經歷或疼痛報告有什麼關係？

　　如果膝蓋保持平衡，但向內或向外旋轉，請退一步並觀察臀部。如果您在患者輕鬆站立時發現一隻腳出現旋轉的情況，也請如此處理。

　　再來觀察腳踝和腳。小腿是否不偏不倚坐落在腳上，或者腳踝處有些微向外彎曲？腳踝是否向外彎曲而腳呈內翻狀態，還是腳踝向內側下彎而腳呈外翻狀態？當患者仰臥並且腳踝不承重時，您可以通過另一個方法了解腳踝與腳之間的關係。當髖部和膝蓋對齊、腳跟放在治療床上時，腳是否往一個方向或另一方向移動（向內側移動更常見）？將您的手掌放在腳背上，指蹼間隙橫跨腳前部。用另一隻手穩定膝蓋或小腿上

部。將腳內翻、外翻，然後置於正中位置，看看腳底是否與小腿呈垂直角度；如果答案是否定的，您可以直接鬆解腳底，進而幫助它重新調整校正（稍後會介紹到這一部分）。

下肢鬆解 1　　疏通大腿接縫

　　治療大腿最容易的方式是在治療床上進行，但是患者也可以站著接受治療，尤其是當您看到患者病情在療程快要結束時有所好轉，但他們仍然有些疼痛或是功能障礙時。請在患者站立時檢查接縫，在重力作用下，您可能會發現軟組織垂下的方式有所不同。

　　根據患者的經歷和您的評估，您如果懷疑患者大腿受到限制，可以用手指觸碰觀察。選擇一個接觸點，接觸點可以是指尖或手的邊緣平坦處，這取決於患者的體型。集中注意力、壓入，並開始沿著肌肉邊緣移動，或也可以嘗試移向斜對角方向的肌肉邊緣。當您對一肌肉群，甚至單塊肌肉的接縫進行觸診時，可能會感覺到邊緣在滾動、下沉了一點，或是往鄰近肌肉的相反方向處伸展。如果感覺不到這種分離感，則接縫可能受到限制。

　　當您在觀察側臥患者的四頭肌邊緣和外展肌之間部位時，可以將一隻手固定在膝蓋附近，並用另一隻手尋找受限區域。當您壓入並且緩緩進行伸展時，便會發現僵硬、缺乏彈性的部位。將手停在該部位，等待

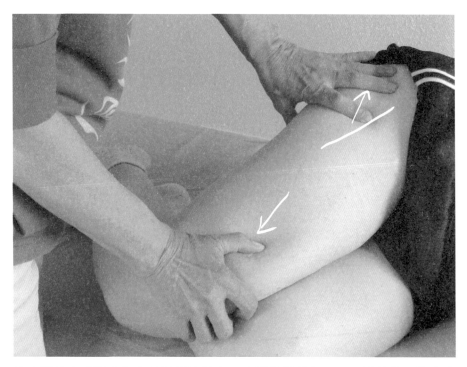

治療師的左手指尖放在外展肌邊緣上，右拇指沿著股四頭肌邊緣進行拖曳動作，以拉開兩者之間的接縫。

軟化並跟隨軟化的方向行進。有一些患者會在沿著大腿長距離的鬆解後良好康復；但有一些患者的受限部位較為僵硬，因此需要沿著大腿接縫進行多次較短距離的鬆解治療。

　　肌肉能量治療在此時也可幫上忙。如果您要穩定外展肌，請患者稍微伸展一下膝蓋，您可以提供一點阻力（我最後常常將腳或膝蓋放在桌子上當作第三隻手）。當股四頭肌活化和固定在外展肌處後，跟著股四

頭肌邊緣發生自主性鬆解的方向進行更深層的鬆解。在進行此治療時，患者可以側臥或仰臥。

　　我們也是用類似的方法評來估外展肌和膕旁肌。手指沿著受限區域肌肉群之間的接縫進行觀察。壓入並慢慢地伸展。注意不要壓入過深，超過了受限區域。治療外展肌或髂脛束時要小心，當您直接用力壓某些患者的這個部位直至碰到骨骼，會讓他們感到疼痛，鬆解此部位時並不需要這樣做。以一定的角度從側面接觸外展肌，然後稍微往上提，使它向上移動以進行鬆解。另外，很多人的大腿往下三分之二外側處會劇

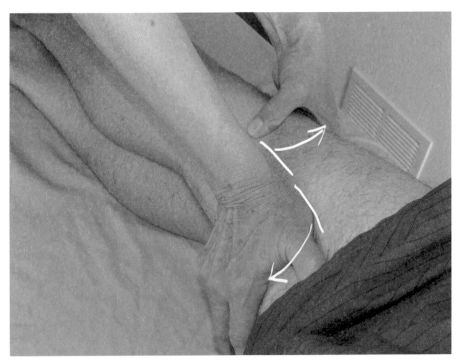

從外展肌邊緣鬆解膕旁肌的肌肉群邊緣。

痛，要多注意。您還是需要鬆解這個部位，但是如果患者感到疼痛，請避免壓到這個部位，可多從側面進行鬆解。

　　進行治療的最簡單方式是請患者側臥，然後從內收肌任何一側進行治療，而有待治療的腿部處於靠在床上的位置。接下來，患者可以放鬆腿部，讓您能夠更好地評估接縫處。治療方法是相同的；感覺出受限區域並對該部位進行伸展／軟化動作。利用肌肉能量治療更具體地辨識出內收肌，並且分開這些肌肉。內收肌和膕旁肌之間或內收肌和股四頭肌之間任一側都可能受到限制。

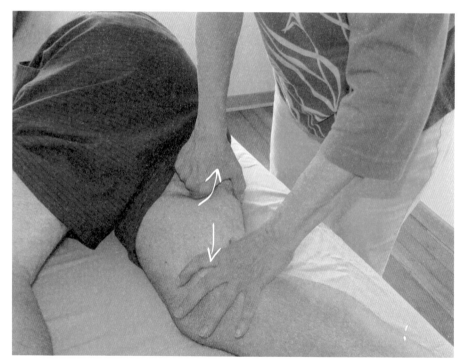

在內收肌和膕旁肌之間進行鬆解。

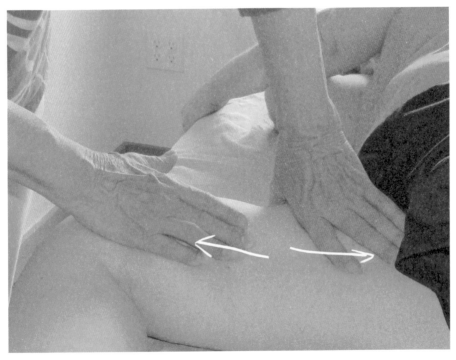

在內收肌和股四頭肌之間進行鬆解。

　　想要獲得好的效果，一路跟著內收肌到恥骨的近端附著點通常是很重要的。注意患者對診療觸碰的界線，不要讓他們有受到侵犯的感覺。有很多時候，患者知道治療師正在跟著疼痛走，而他們也很樂意完成鬆解。我通常會告訴患者：「如果您覺得這樣做不舒服，請告訴我。」然後根據患者的反應來判斷他們的舒適度。在這個區域，您的手指通常透過輕便的衣服或懸垂的床單就能固定在近端附著點上，然後鬆解手沿著

腿部向遠側移動以進行鬆解。又或者您可以請患者將自己的手固定在近端，而您進一步往下鬆解腿部。

<table>
<tr><td>下肢鬆解 2</td><td>股 四 頭 肌</td></tr>
</table>

您可以通過個別鬆解肌腹的接縫，增強股四頭肌和大腿其他肌肉群的效率，有時甚至需要治療完全僵硬的股四頭肌。我曾發現幾名患者接受過膝關節置換手術、效果卻未達預期，因此股四頭肌完全僵硬，這個情況與手術前肌肉受限的程度有關。那種感覺就好像股四頭肌下方卡住、又或者股四頭肌太過僵硬，以至於不能充分伸展，導致膝蓋無法完全屈曲。有時，那種感覺就好像最後幾英寸受限嚴重，導致大部分肌肉無法觸發，進而限制了膝蓋的完全伸展能力；有時，那種感覺就好像大腿前部和後部之間的深筋膜面比平時更僵硬，而附著在上面的所有結構物的柔軟度都會受到限制。

您幾乎可以在患者採取任何姿勢的情況下鬆解這個區域，從患者身體兩側、仰臥、坐著或站立時進行治療。當這些肌肉跟其他肌肉一樣完全僵硬時，請耐心等待，根據感覺到的結果選擇手的位置。集中注意力、壓入、伸展、重新定位，直到您在受限部位上找到一個合適的角度。慢慢來，跟著鬆解的方向行進，然後檢查深筋膜面。將您的指尖放在股四頭肌兩側，然後往骨頭的方向壓入。當您到達受限部位後，將受限部位從骨頭處稍微提起，等待鬆解發生並跟隨發生的方向行進。

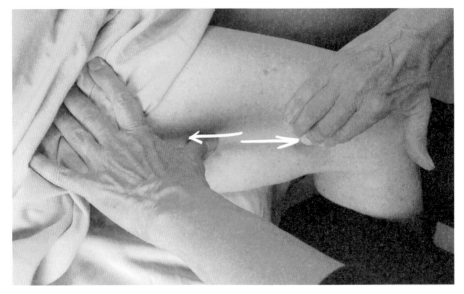

沿著大腿前部和後部之間的深筋膜面進行鬆解。

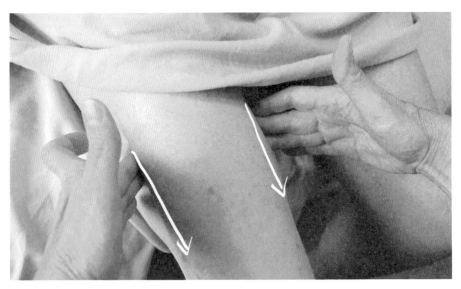

從兩側接觸深筋膜面。對肌肉的接縫進行觸診，用雙手指尖壓入，雙手向同一方向做牽拉動作以拉緊筋膜，然後等待深層鬆解發生並跟隨方向行進。

下肢鬆解 3　　膝 蓋

　　我通常會採用非常機械化的方法來治療膝蓋。如果膝蓋一側疼痛，那麼那一側是否太緊繃或者過度伸展？您可以藉由視覺評估或者加上觸診得到答案。您可以從附著點一路鬆解到緊繃一側的肌肉，減輕張力並進行伸展動作，使膝蓋重新平衡；也可以鬆解過度伸展那一側的附著點和肌肉，以軟化緊繃的纖維並減輕疼痛。

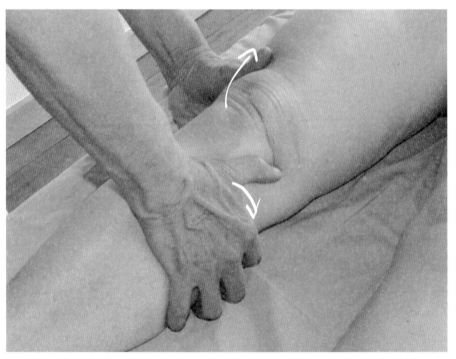

治療師的右手穩定內側膝蓋，左手張開並將膝蓋外側肌肉附著點向上拉，以校正位置並進行軟化動作。

　　有一些患者的疼痛似乎與膝關節周圍最基本的筋膜有關。這裡軟組織的位置不深，但是您仍然可以緩解一些張力。找到接觸點，很有可能是指腹，根據患者疼痛的位置和觀察結果，將手指放在緊繃部位兩側的其中一側。盡可能往下壓，然後慢慢地張開手指；慢速進行是關鍵，然後等待軟化發生。鬆解距離可能很短，但是如果該部位被鬆解後不再僵硬，進而使關節更輕鬆地坐落於筋膜袖中，患者動作時的疼痛感通常會減輕，接下來便可進行令他們感到舒適的動作，以幫助患部癒合。

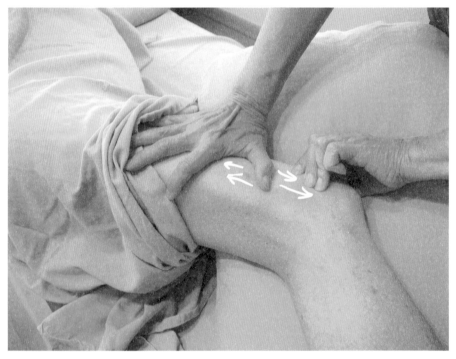

鬆解這個區域時的手法必須細緻，因為這裡的筋膜相當密集。但是即便是小幅度鬆解或軟化也可以對穩定膝關節有所助益。

　　股骨有時看起來就好像沒有筆直坐落在脛骨上。檢查和治療這個情況的最簡單方式就是請患者坐著，膝蓋彎曲以及小腿垂懸。觀察和感覺脛骨是否位於股骨的曲線中心？脛骨粗隆有沒有指向正前方？如果感覺沒有，可能就是真的沒有。手指位於脛骨上方、大拇指位於下方抓住膝蓋的一側；另一隻手置於膝蓋的另一側，手掌置於脛骨前部，注意接觸點不要滑掉。緩緩壓入膝蓋，用您的本體感覺檢查膝蓋是否需要移動？我們並不是要施加扭力，也不是要鬆動關節。但是有時候，當您壓入一個沒有完全平衡的膝蓋時，膝蓋會打開，筋膜張力會重新調整，而您會感覺好像將膝蓋移動到更加平衡的位置上。

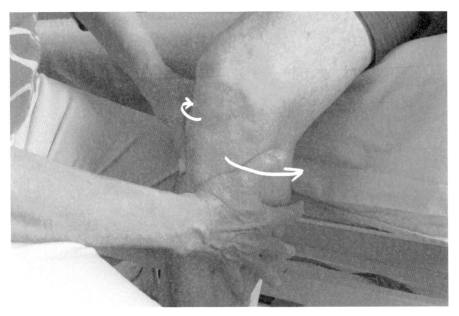

有時稍微運用旋轉壓力，可以將小腿置於更舒服的位置上。這不是強制性關節鬆動術，而是用來改變張力的緩慢哄勸法。

下肢鬆解 4　　小 腿

　　我最常在小腿中發現的情況是靠近骨骼的前部肌肉嚴重受限。這些肌肉可能會因腳／踝關節受傷或腿部不平衡造成的重複性勞損而承受壓力，就像前臂一樣。一旦發生這種情況，我們大多數人不會讓雙腳動作範圍達到極限，也很難一路伸展背屈肌到骨骼處。

　　如果您根據患者的經歷懷疑小腿受限，請用手指沿著肌肉邊緣進行觀察。選一個您覺得有問題的部位，集中注意力、壓入、拉緊筋膜和進

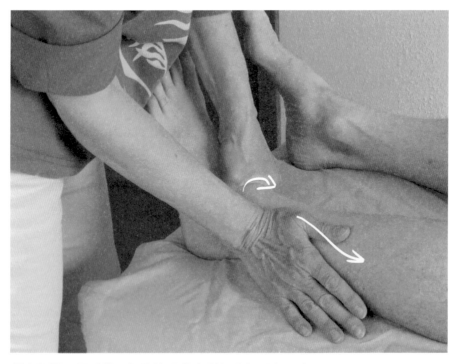

穩定腳踝，用手掌和拇指邊緣往上鬆解小腿前部肌肉。

行伸展動作。有時您可以在骨頭上來回進行數次小幅度鬆解。

　　由於小腿後部的肌肉群較厚，鬆解方式會有所不同。您要檢查肌肉是否被過度包覆，並檢查肌肉表面是否可以相互滑動。這與我們討論大腿時的內容非常相似。如果是因為患者患有持續性肌肉骨骼疼痛才鬆解這個部位，您必須在鬆解前確定患者沒有深部靜脈栓塞。

　　您可以在患者採多種姿勢的情況下進行治療。當患者俯臥、腳懸在治療台床末端時，可以完全抓住他們的肌肉或將手指置於接縫上。您可以在患者俯臥時調整自己的位置，用大腿壓他們的腳，使他們的腳置於

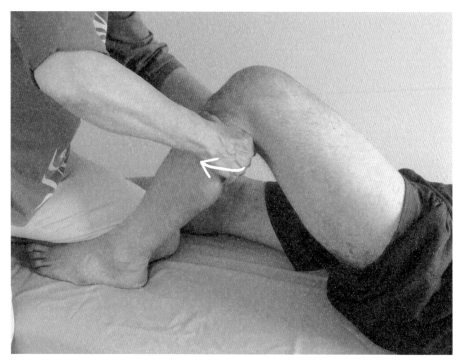

分開腓腸肌兩頭可以緩解肌腹限制，並有助於接觸到比目魚肌深處。

中立位置或是稍微背屈，以增加肌肉張力。您也可以使用肌肉能量治療，並讓患者的足底緊靠著您的大腿屈曲。自主性鬆解發生後，請跟著肌筋膜鬆解的方向一路往上鬆解肌肉。

　　您也可以在患者站立時進行治療，以了解負重是如何影響肌肉之間的對齊和連接。集中注意力、壓入、伸展，然後鬆解。您可以在患者仰臥、髖部和膝蓋彎曲時進行治療。用手指尋找受限區域、壓入、手指張開然後跟隨鬆解的方向行進。

　　想想將小腿前、後部分隔開來的深筋膜面。您可以將接觸點設於筋

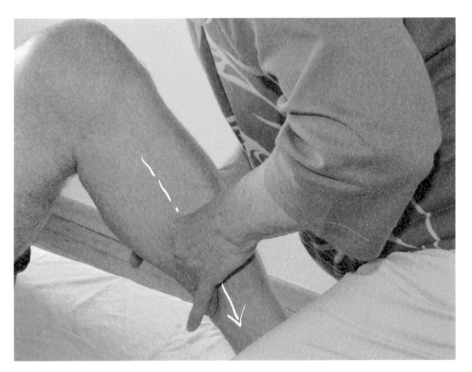

當接觸點在深筋膜面兩側時，您可以根據患者的狀況向上或向下施加拉力來軟化該部位。

膜面兩側來進行鬆解，與鬆解大腿的步驟相似。

　　鬆解完腿部發現的限制後，您可以平衡整體腿部。請用一隻手握住大腿上部的大轉子部位，另一隻手握住腳踝正上方。集中注意力、壓入，然後兩隻手往兩側推開。放在腳踝處的手通常會向內移動，在大轉子與內踝之間沿著斜對角線進行鬆解。這可以使整條腿部在鬆解時得到充分伸展和平衡。

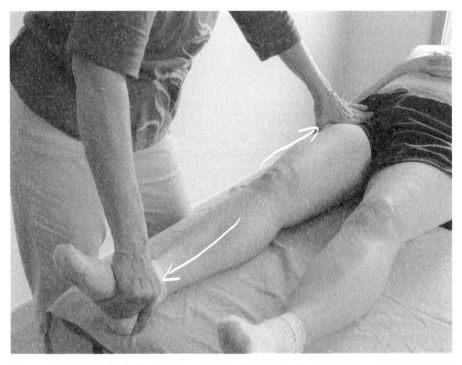

您可以在完成幾個小幅度鬆解，把所有鬆解動作做個整合後，使用這個全面性平衡鬆解腿部術。您也可以將此方法當作檢查式鬆解，用在比較沒有相關性的那隻腿上，以找出任何可能需要注意的不平衡情況。

下肢鬆解 5　　平衡腳踝

　　平衡腳踝對於有此需求的患者來說非常有用。當腳踝受到限制，無法均等與地面接觸時，髖部、膝蓋以及腳部健康會受到影響。請患者仰臥，將拇指置於外踝下方、指蹼間隙輕托中足以握住腳踝，正如我們在「X光透視」一節中討論的那樣。用您的另一隻手穩定膝蓋遠端，指蹼間隙置於靠近橫跗骨關節的踝關節處。集中注意力、壓入、沿著小腿往下拉緊和伸展筋膜袖。將施加的壓力導向腳踝兩側，然後您可能會感到一側比另一側伸得更長，以平衡距骨小腿關節。

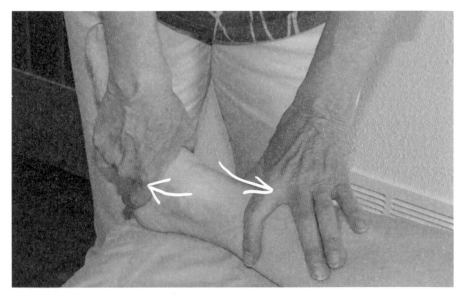

以鬆解受限制的軟組織（通常是內側）來平衡踝關節。這樣做可以使患者在兩腳站著的情況下平均兩側壓力。

下肢鬆解 6　　平衡腳部

　　如果患者腳部非常僵硬，又或者您分析完患者經歷後，認為可能出現這些情況，您可能需要進行以下的鬆解方式。想要平衡前足，請將一隻手覆蓋在踝關節上，指蹼間隙置於靠近橫跗骨關節處；另一隻手則放在腳上，指蹼間隙置於橫跗骨關節遠端，並將患者腳部蹠骨頭置於您的

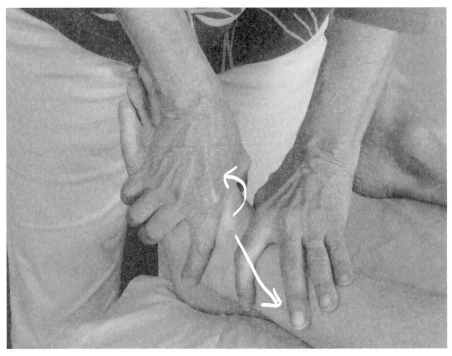

要鬆解的部位在橫跗骨關節處。抓住橫跗骨關節的上方和下方，伸展並找出鬆解改變張力的地方。我們沒有要鬆動關節，而是輕微且持續性的讓筋膜有所改變。

掌中。像膝蓋和腳踝一樣，我們不是要鬆動關節。您要牢牢抓住，但接觸點是您的皮膚和患者的皮膚，所以您不會擠壓到腳。

請集中注意力、壓入、伸展腳部，然後用您的本體感覺確定腳的這個部位是否因受限而失去平衡。以慢速度成功鬆解筋膜後，看看腳上緊繃的區域是否會改變，有時鬆解此處會需要旋轉動作。

雖然聽起來有點奇怪，但有時跟骨並不是筆直的。我將這根骨頭想像成衛生紙捲，而其餘的骨頭都固定在它上面。有時即使前足完全是平的，跟骨也會在腳內滾動。這類情況發生時，我觀察到根骨總是向內滾動。您可以打開內踝和腳底之間強而有力的筋膜，讓跟骨向下滾動至中立位置，進而幫助患者獲得更大的緩解效果，也可能改善穩定性。

這個部位幾乎沒有組織讓您可以壓入，就像膝蓋一樣，但是您只要有良好的接觸點並且能慢慢拉緊筋膜，還是會出現效果。實際上的治療範圍並不用太大，只要能夠讓腳跟和其餘坐落在它上面的腿部部位回到中立位置即可。患者仰臥時最容易進行治療，您可以將一隻手的拇指或指尖置於內踝遠端，另一隻手則抓住腳跟，拇指或手指與另一隻手的位置相對。集中注意力、壓入、慢慢伸展以拉緊筋膜、等待，然後看看這個部位是否稍微打開了，持續這個動作直到完全鬆解為止。

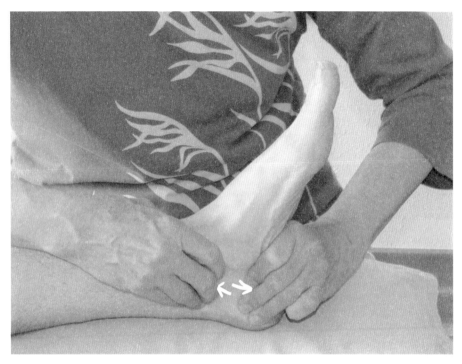

鬆解內踝和腳跟可以將跟骨移動到一個更平坦穩定的位置。

　　治療腳部其餘部位的方式與治療手部的方式相同。您可以用指尖壓入並鬆解足弓，如果肌腱沾黏，也可以沿著肌腱邊緣進行鬆解。如果患者的病情或您的評估結果建議如此，您也可以鬆解腳部筋膜袖。

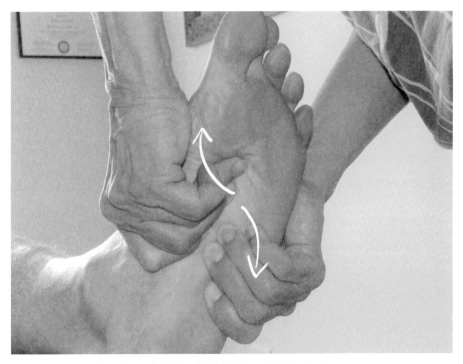

推開足弓是協助提高腳穩定性和舒適性的一種鬆解方式。

回顧

　　檢查患者，看看他們的感覺如何，並一定要檢查患者的承重能力。請患者走幾步展示大腿肌肉、膝蓋平衡、小腿柔軟度和腳踝角度的變化；由於下肢與骨盆緊密相連，也要一併觀察這兩處。詢問患者是否還有其他部位需要處理，如果您正要進行另一項治療活動，請指導患者

慢慢開始，因為他們的大腦已經習慣了細微的位置變化。

鬆解的重要性

我們都非常了解活動度對健康的重要，尤其是隨著年齡的增長，如果一個人對自己的活動度沒有信心，會對他造成一系列負面影響。這些技術並不是唯一可以幫忙保持下肢平衡功能的介入治療，但可以成功治療患者隱約並持續感覺到、只借助運動或更傳統的療法無法消除的疼痛，對患者舒適的活動度有著重要作用。

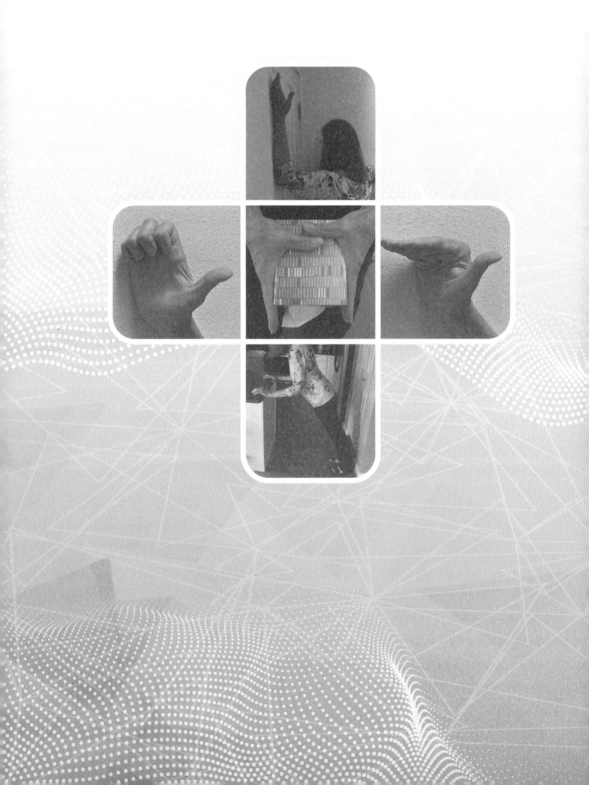

Part 4

結語
Final Thoughts

經驗累積與擴展

隨著經驗的積累，希望您能將本工具書中提到的想法和技術做進一步的擴展。磨練您的技能，相信觀察結果的真實性，將這些技術應用在合適的患者身上，發展出適合您和患者的鬆解新方式。記住：速度是關鍵。這套技術將您雙手施予的壓力和動作，透過接觸點與您正在治療的身體的需求同步化。當您這樣做時，效果會非常好！

有種說法是，當您學習某種技能並練習一段時間後已融會貫通，可以自動執行。您很難描述如何學會這項技能及其過程，您開始會整合觀察結果並採取行動，但是這個過程並沒有抵達較有意識的層面。

我自己就遇到這樣的情況，讓我在撰寫這本工具書時面臨不少挑戰。在聽完患者的病情後，我並不一定會知道自己在運用視覺評估能力默默地接收了什麼，又或者該如何將從書本學到的知識作後備用。患者的肌肉會告訴我的手該做什麼，然後我的雙手會根據以往執行這項技術的經驗直接進行。在為本書中的插圖拍照時，我發現如果作示範的患者身體其實不需要執行這項鬆解時，我就會不知道如何正確擺放雙手。

不要害怕讓這種情況發生在您身上。尊重您的直覺，當您已運用了大腦的認知功能來評估患者使用這項工具的適當性，進入手動評估、治療階段時，不要害怕放下線性思維。鼓勵患者的肌肉直接與您的手說話，這種方式會使患者受益，而且患者會很高興能參與其中。

治療師的工作壓力

　　成為一個好的治療師要有很多特質。除了同情心、智慧、創造力和傾聽能力外，還需要體力。您必須照顧自己並注意身體，才能輕鬆地提供長時間治療，直到擅長這項技術為止。當您的身體適合這項工作時，便能從工作中獲得許多樂趣。

循序漸進

　　如果您要開始執行的新工作領域有體力上的需求，請試著以您可以適應的速度增加需求量，進而融入工作。如果一週從零小時增加到四十個小時，變動就有些太大。請評估目前的常規訓練，並根據需求加入新的訓練活動，以符合新的體力需求。

　　即使治療師通常不需要極強的心血管反應來鬆解肌筋膜，但是請確保常規訓練包含有氧訓練。當您的心臟和肺部運作良好而且肌肉帶氧充足時，肌肉會更加有彈性。

　　制定有規律的伸展運動構成了良好肌力訓練的另一半。我做瑜伽已經好幾年了，對我來說效果很好，不過還有許多其他方法可以使自己保持柔韌靈活。查看有關筋膜訓練原理的文章（施利普 & 穆勒，2012），看看如何保持自身筋膜的彈性。

不要過度鬆解

鬆解肌筋膜可以是一項挑戰體力的工作。在理想情況下,您應該在其他領域投入部分的練習,以便在不同的體力需求之間取得平衡。肌筋膜鬆解對某些人而言效果很好,而他們使用其他介入治療後從沒有獲得同樣的效果,或許您會因此名聲大漲,但是可能很難在不同的實踐領域之間保持平衡。如果您全天候進行肌筋膜鬆解,每天進行六小時的直接治療便已達到一般共識的實際工作上限,超過這個時限就太累人了;偶爾來一個沒有事先預約的患者則在此限制之外。

治療師的自我修復

自我修復 1	手 部 ─ 大 拇 指

　　當您拉長了治療時間，首先可能會發現手部受到的壓力隨之增加，尤其是拇指的腕掌關節，此時請立即伸展並鍛煉雙手進行保養。我喜歡的一個動作是，讓手指來回處於內在肌陰性手（彎曲遠端指尖關節和近端指尖關節、伸展掌骨與指骨間關節）和內在肌陽性手位置（彎曲掌骨與指骨間關節、伸展遠端指尖關節和近端指尖關節）。這樣做會讓手部外在肌肉群的肌鍵在手部滑動，並可以好好地伸展和鍛煉蚓狀肌。

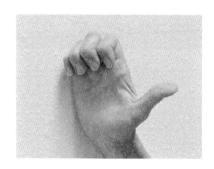
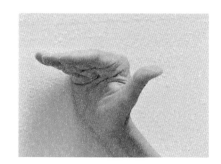

內在肌陰性手　　　　　　　　　　　　內在肌陽性手

　　伸展掌骨與指骨間關節至非中立位置有助於進一步伸長蚓狀肌，並可以對腕隧道產生正面影響。（貝克等人，2012）

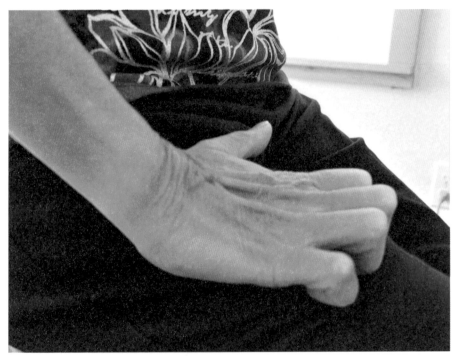

在不堅硬的表面上伸展掌骨與指骨間關節至非中立位置。

　　您要保持做拇指外展動作，並且確保指蹼間隙夠大，這樣可使掌腕關節處於正確的位置。當我在教患者這些動作時，我會教他們沿著一本書或一盒面紙滑動拇指，以達到正確的角度。當您完全外展時，拇指指甲要指向天花板。請注意，大拇指魚際必須與支撐物保持接觸，以實現最佳對齊狀態。

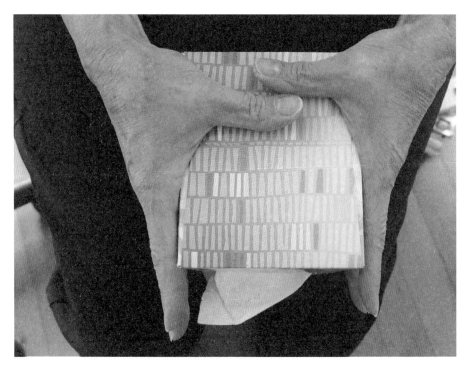

拇指外展時對齊良好。

　　當您在療程中進行鬆解時，可能會傾向於讓拇指或手指移動到受壓位置。請不要這樣做！當您看到或感覺到這種情況發生時，請停下來，將拇指重新定位在較為中立的位置上，然後找回鬆解位置並繼續步驟。

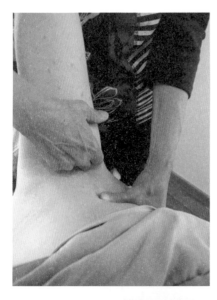

治療師的左拇指位置會造成傷害，使拇指受到壓力。

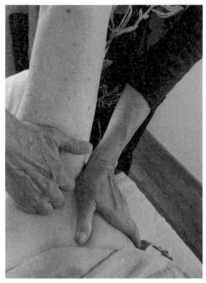

左拇指現在的位置會讓拇指腕掌關節較為穩定。

自我修復 2 | **前 臂**

　　剛開始感受到手部不適時，我驚訝地發現前臂被過度包覆。當推開前臂以及整個筋膜袖，則感到最為輕鬆。鬆解完畢後，我的雙手對強化動作能做出更好的反應，並且不那麼容易疲勞；您也可以試著鬆解整條前臂。

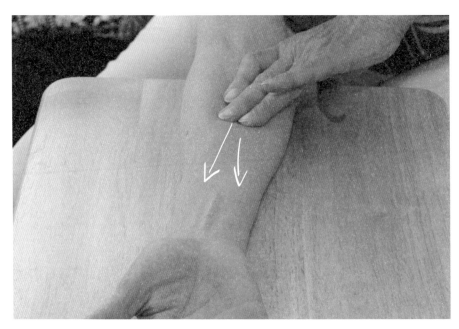

在前臂肌腹之間來回鬆解可以舒展筋膜包覆。

　　這是我從瑜伽課學到的一種伸展運動，有助於保持上臂和前臂處於鬆開狀態。將手掌放在牆壁上與肩膀同高，然後將肩膀外展。保持肩關節處於鬆開狀態，與胸腔呈一直線。手壓在牆上並延伸手指，拇指和食指較為用力地按壓牆壁。您的手固定在牆上不移動，等角朝拇指的方向開始向前轉動前臂，使前臂更加內旋；同時，上臂向後轉動，使二頭肌轉向天花板，處於更加外轉的狀態。深呼吸，保持這個充滿活力的姿勢約一分鐘，這組動作就好像在擰絞您的手臂一樣。然後放鬆，將手從牆壁移開，感覺血液流回、能量返回軟組織。

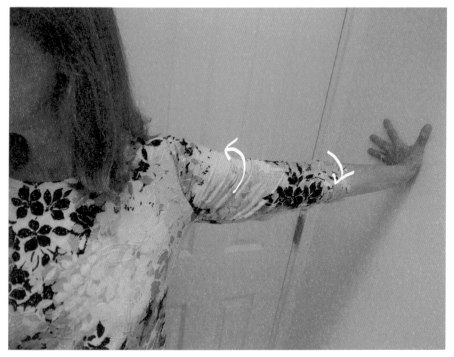

進行等角伸展動作，扭轉上臂和前臂。

自我修復 3　　肩膀

　　想要保護肩膀，首要保持肩胛骨活動自如，並向後收在胸腔上，與治療患者時的首要重點一樣。您使用肩帶的方式非常重要，當緩緩加壓進行鬆解，尤其是在患者體型很大或是肌肉發達的情況下，切勿用您的肩膀（肩盂肱骨關節前部）做引導。抬起您的胸骨，並試著讓力量來自支撐肩胛骨的肌肉。絕對不要用胸小肌做引導，因為這樣做會鎖緊肩膀、使肩膀難以伸展。當您保持肩帶向後，並用支撐肩胛骨的肌肉用力時，還需要緊縮腹部以處於平衡狀態。請執行站立式平板支撐運動，練

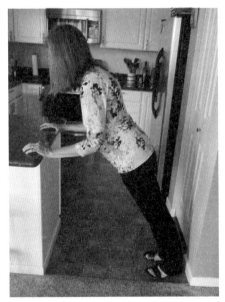

進行站立式平板支撐動作，增加肩胛骨的穩定性和強度。

習同時做這兩個動作，切記不要屏住呼吸。我喜歡在廚房做飯時進行站立式平板支撐運動，畢竟做飯時總有些事情需要等上個一分鐘左右的時間，而這正是做平板支撐運動的絕佳時機！將手肘收於兩側、肩胛骨放鬆地收入胸腔、並收肚臍，雙手放在料理台表面邊緣，從腳踝向前彎曲，保持身體像木板一樣筆直，並以雙手支撐重量。當您第一次做這項運動時，您可能會驚訝地發現：60 秒怎麼會這麼久！

您也可以透過角落拉伸動作有效鬆開胸部。這個過程中，最難是找

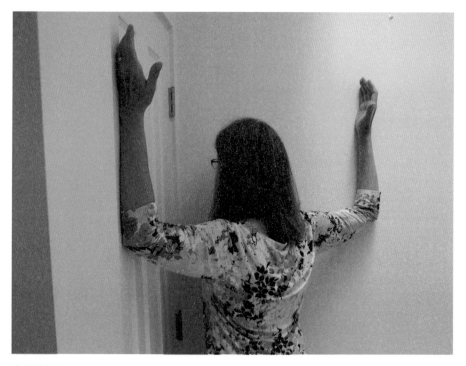

角落拉伸。

要到一個開放的角落。雙腳分開站立，與髖部同寬，手肘放在牆上與肩同高。前臂靠小指的那一側靠在牆壁上，從腳踝向前傾斜，但是腰部不要拱起。鼻子和胸骨向前靠近角落，同時進行胸部拉伸。保持頸部和頭部與胸部對齊。這組動作是用來鬆開胸部，而非伸展頸部。您可以保持這個動作，並試著在拉伸時放鬆。

自我修復 4　　胸 椎 ─ 腰 部

當您將脊柱視為可以彎曲的柳枝時，您會發現脊柱每個部分位於何處，都會影響其他部分所受的壓力和曲線。如果您向前彎曲頸椎，胸椎的曲線就會增加以抵消偏移，而腰椎會移到讓脊柱減少前彎的位置。為了減少脊椎的持續性勞損，請在工作時經常重新評估、調整您的脊柱姿勢。治療師應該都了解懂這句話的涵義，只是需要承認您和患者一樣都需要這個動作。抬起您的胸部、在頸部上平衡頭部、收緊腹部、從支撐肩胛骨的肌肉處用力，並向後延伸腰椎。如果您定時做伸展和運動來保持脊椎的柔韌性，那麼工作中您會因耐力增加而感到輕鬆。您也可以進行多種脊柱柔韌運動，我最喜歡的是在孩童姿勢與眼鏡蛇姿勢之間進行切換的伸展動作。

調整工作習慣

您已相當熟悉人體力學，關鍵是如何將此理論運用在自己身上。請將患者置在一定高度，讓您的雙手接觸他們的身體部位時的位置與您的肚臍差不多高。如果您無法在治療過程中調整治療床的高度，不妨事先將它調整到一個進行大部分治療時都很適合的高度。準備一張小梯凳在身邊，讓您在需要處於更高位置時可以用到；也請準備一張可調式坐凳，讓您可以降低接觸點並保持背部挺直。有時，治療師會將主導手的手肘部位靠在自己的腹部，以獲得更好的槓桿作用。注意要在髂骨末端平衡手肘，而不是在柔軟的腹部軟組織上。當您在進行治療時，肚臍位置要保持在雙手之間，以免扭傷身體。

試著做做看您在治療過程中可以進行的伸展運動。當您進行鬆解時，看看您是否可以伸展、挺起胸部，或肩胛骨能誇張地後縮、檢查以確保腹部縮緊，或移動頭部讓下巴縮緊。選擇一個或多個您可以穿著工作服進行、不必躺在地板上、也不用逼您自己做的伸展運動，以及可以在工作天定期進行的伸展運動或自我鬆動運動，不要只在家裡自我照護。在等待下一個患者進診間的片刻或午餐前，您也可以做一下伸展運動，恢復精力。我喜歡的兩種運動是「側三角式」和「歡樂圈」，可以至網站中觀看演示：www.fixitwithyourhands.com。

另一個選擇是與其他治療師交換鬆解診療課程。試著找一位您可以

交換工作、相互學習的治療師，能給您良好反饋的治療師能讓您在嘗試新事物時更加容易，也更加有信心。您也能藉此治療自己的肌肉骨骼失衡病症。

維持健康的距離

這種療法非常有效，也會有很多收穫，但是可能會耗費一些時日，而且我們不會每次都能幫到所有人。進行肌筋膜鬆解，和作為治療師所做的許多工作都是如此。無論患者告訴過我什麼事，即使只說過一次，我也會試著記住，以保持工作平衡。

出席、盡力而為，將自身與診療結果做出隔離。

［ 附錄①－筋膜治療紀錄 ］

檔案紀錄的方式

　　記錄肌筋膜鬆解治療的規則，與記錄其他可能使用的介入治療規則沒什麼不同。您需要記錄在療程中執行的治療，以及患者對此的反應。針對肌筋膜鬆解來說，比較具體的事，您需要確定紀錄治療過的部位，並記下您對造成患者問題機制的任何推論。如果患者下一次回診治療時告訴您，療程中的某些步驟對他們很有幫助，此時您會想回頭查看筆記，弄清楚如何延續之前的療程。

　　我的筆記可能會紀錄超出必要範圍的事物，因為肌筋膜鬆解術尚未成為一種常見的治療方式。在我的診療過程中，會想紀錄下足夠的資訊，以便讓閱覽者（無論是保險公司或轉介醫生）都能了解治療中發生了什麼事、花了多長時間治療，以及患者接受治療後的進展狀況。

　　在門診中，肌筋膜鬆解療法的醫療診治碼是「手動療法 97140」，您得遵照所有其他的規定來為其設置編碼。我這裡有兩個檔案紀錄示例，僅專注在療程中肌筋膜鬆解療法的部分。您的評估可能會包括其他測試或訊息，治療也可能包含其他介入治療手法。

初次進行評估

※S.O.A.P.記錄法：將患者主述（Subjective data）、觀察（Objective data）、評估（Assessment）、計畫（Plan）分別記錄的護理紀錄法。

S：這位由另一位患者 B 轉介過來的 42 歲女性，想要治療左肩疼痛。她告訴我過去的病史和受傷的詳細資訊。當她關門或將手向後伸等時會有短暫的刺痛感，而疼痛指數高達 5/10。患者指出疼痛部位位於三角肌中部和前緣，當她打字時疼痛也會惡化。睡覺時側向疼痛的那一邊會加劇疼痛；當她趴睡並用小枕頭或毛巾墊在肩膀下方時，疼痛指數可以低至 1/10，她也會感覺好一些。一般情況下她會感覺到鈍痛，疼痛指數為 2/10。

O：肌肉骨骼平衡性視覺評估顯示左肩在肩盂肱骨關節頂端處向前旋轉，而肩帶略微下陷。外展時不能完全外轉。

完成評估和制定好治療計劃後提供今天的治療。進行肌筋膜鬆解，解釋這個療法的原理和可能的副作用。

在患者側臥時從左肩帶肌筋膜進行鬆解，沿著肋骨和支撐肩胛骨的肌肉到鎖骨和頸部。持續對處於靜止位置的肱骨頭周圍進行鬆解，並在患者手臂外展時鬆解腋窩。患者仰臥時，持續鬆解胸肌和腋窩、三角肌

和上臂。患者坐著時，從所有平面進行主動運動，調整校正軟組織並放鬆受限部位，讓患者可以進行完全無痛動作。

患者根據今天的療程結果給予反饋。指導患者做某動作，患者對所提出的建議口頭上表示理解。

患者首次就診時接受了評估和治療，與治療師直接接觸的時間大約為 60 分鐘。

A：鬆解完肩膀不同的受限部位，最終讓肩膀容易動作並減輕了疼痛。主要限制位於三角肌前束與後束、沿著棘上肌處、還有胸大肌、三角肌和肱二頭肌的交接處以及進行內旋和外旋的區域末端。肱骨頭現在比較能正常運作了，運動範圍在功能上是完整的。患者在治療後反應左肩稍微比較痛，疼痛指數為 1 或 2/10，但不是真的很痛，比較像是痠痛。

P：在下一次治療中，評估剩餘的不足處，並提供肌筋膜鬆解治療和自我管理技術指導，幫患者減輕疼痛並改善左肩功能。

後續病程記錄

S：這位 60 歲男性敘述他的狀況有所好轉。如果他坐下的姿勢還算舒適，現在可以持續坐著一個小時左右。患者尚不能舒服地站著，疼痛會加劇使他搖晃。碰觸髖部、骨盆側面、以及向下延伸到左膝蓋時有

灼熱感，並感到疼痛。疼痛指數可以高達 7 或 8/10。目前可以自己吃午飯，但是等他吃完之後會覺得很痛。他可以起身，並保持 30 到 45 分鐘活動狀態，直到疼痛嚴重到必須停止。

O：肌肉骨骼平衡性視覺評估顯示患者坐著時骨盆左側較低，左側髂骨向後旋轉。左腿輕度向外旋轉，坐骨結節輕度向內旋轉。坐著時，骨盆向後傾；站立時，軀幹向右側移。

對右髖部和軀幹進行肌筋膜鬆解直至胸腔，然後沿著大腿向下往左側靠床的方向進行。著重於鬆解左大腿內側依賴位置。從左側開始在髖部周圍的臀肌與肌肉能量療法互用進行大面積的鬆解。沿著疼痛的左側大腿向下鬆解，並在髖部和外側膝蓋處進行混合式鬆解。俯臥時，平衡骨盆並著重於對臀肌和沿著薦椎（主要在左側）進行鬆解。向腰部兩側進行延伸鬆解，在仰臥患者可以忍耐的情況下，著重於沿著左側會痛的腰大肌止點處進行鬆解。持續鬆解左大腿的深層面。患者坐著時，平衡骨盆並鬆解直到胸腔底部。

患者根據今天的療程結果給予反饋。指導患者做髖部外展和小弧度內旋，用插圖與患者討論疼痛的可能根源。指導患者安排活動的速度，並將活動分割成更短的時段，在疼痛加劇之前停止活動，然後在當天稍晚嘗試更多活動。患者對提出的建議口頭表示理解。

A：左大轉子兩側和髂　都得到良好鬆解，軟化得不錯，肌肉收縮也有所改善。非常輕柔地對左側腰大肌止點多處進行鬆解。左大腿深層

筋膜面獲得良好鬆解，但有可能會造成膝蓋疼痛。適度延伸腰部肌肉，讓肌肉稍微軟化。今天的治療使髖關節更加置中，改善了左髂骨的位置。也開始鬆解會痛的腰大肌止點。

治療後，患者匯報疼痛指數為 2 或 3/10。

P：繼續提供肌筋膜鬆解療法和自我管理技術指導，以減輕疼痛並增加坐著和站立時的耐受性，使患者恢復到先前的功能程度。

徒手治療流程

Step 1. 傾聽

檢查患者任何與醫療、手術或意外相關的病史。您可能會處理患者主訴的哪些生理症狀？

Step 2. 觀察

- 指尖置於膝蓋
- 拇指置於髂骨前上棘
- 指尖置於胸腔
- 觸摸肩尖
- 頸部是否置中？
- 頸部能否平穩均等旋轉？

- 肩膀外展
- 是否一邊抬起？
- 能否均等向外旋轉？
- 站起來並將雙手置於髂骨前上棘
- 兩邊的動作是否相似？

- 軀幹兩側動作是否對稱？還是偏向一側？
- 手指頭從患者身後放在髂嵴上
- 指尖置於胸腔底部
- 手指頭置於肩胛骨三點

Step 3. 感受

首先，與患者對話。

如果您運用本書的方式進行治療，請至少花一些時間閉上眼睛或看向別處，專注於觸覺和本體感覺，而不是視覺。完成後，詢問患者他們感覺如何。如有必要，用圖像或形容詞給予提示。

詢問患者具體部位。告訴患者您感覺到了什麼，讓他們確認。確定患者是否還有其他不舒服的地方，結束療程前您還需要做哪些事？觀察患者的姿勢和皮膚，對肉眼可見的治療後變化進行評估。

要求患者第二天發訊息或電話留言給您，描述他們的感受，您也可以將這些資訊納入考慮範圍。試著大聲描述給自己聽，您覺得發生了什麼事，就像在寫治療記錄一樣。您接下來要用什麼方式，以跟進這樣的治療？

若您稍晚才知道問題所在，當初是否會從不同的部位開始治療？分配在各個部位的時間是否會有所不同？

詢問自己，您喜歡哪一個步驟？

［ 附錄②—不同姿勢的
鬆解技術清單 ］

如有需要，您可以在患者擺多種姿勢的情況下進行大多數的鬆解。患者擺某個姿勢會比他們擺另一個姿勢更能讓您有效、不費力的進行某些鬆解。以下列表僅是為了幫助您練習。如果您正在練習，並且想要嘗試多種鬆解，這個列表應該可以幫助您發現一些當患者擺出某些姿勢時可以進行的鬆解。（*代表我在進行某些鬆解時最喜歡患者擺的姿勢。）

側臥

- 沿著鎖骨* 86
- 斜方肌前緣 91
- 平衡骨盆 159
- 髖關節置中* 174
- 輕托頭部* 106
- 三角肌* 114

- 延伸腰椎 155
- 臀中肌* 181
- 髖旋轉肌* 178
- 膝蓋 197
- 側頸* 98
- 拉伸腹斜肌* 138

- 小腿 200
- 頸部旋轉 108
- 將肋骨與髂嵴
  推開* 153
- 推開腋窩* 83
- 肩膀定位* 89

俯臥

站立

參考資料

Adstrum, S., Hedley, C., Schliep, R., Stecco, C., Yucesoy.（2017）. Defining the fascial system. *Journal of bodywork & movement therapies* , 173-177.

Baker, N.A., Moehling, K.K.,Rubinstein, E.N., Wollstein, R., Gustafson, N.P., Baratz, M.（January 2012）. The Comparative Effectiveness of Combined Lumbrical Muscle Splints and Stretches on Symptoms and Function in Carpal Tunnel Syndrome. *Archives of physical medicine and rehabilitation*. Vol 93.

Guimberteau, J.C.（2014, August 28）. *Strolling Under the Skin* （YouTube Video）. Retrieved from https://www.youtube.com/watch?v=eW0lvOVKDxE

Myers, T. W.（2014）. *Anatomy trains: Myofascial meridians for manual and movement therapists*, third ed. Churchill Livingstone, Elsevier, China.

Schleip, R., Muller, D. G.（2012）. Training Principles for Fascial Connective Tissues: Scientific Foundation and Suggested Practical Applications. *Journal of bodywork & movement therapies*. http://dx.doi.org/10.1016/j.jbmt.2012.06.007

Starrett, K., Starrett, J., Cordoza, G.（2016）. *Deskbound: Standing up to a sitting world*. Victory Belt Publishing Inc, USA.

索引

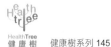

HealthTree
健康樹　　健康樹系列 145

筋膜修復‧重塑徒手按摩全書

Fix It With Your Hands: Reshaping Fascia for Pain Relief and Improved Function

作　　　者	南西‧約翰斯 Nancy J Johns
譯　　　者	楊雅婷
總 編 輯	何玉美
主　　　編	紀欣怡
責任編輯	謝宥融
封面設計	張天薪
版型設計	葉若蒂
內文排版	菩薩蠻數位文化有限公司

出版發行	采實文化事業股份有限公司
行銷企畫	陳佩宜‧黃于庭‧馮羿勳‧蔡雨庭‧曾睦桓
業務發行	張世明‧林坤蓉‧林踏欣‧王貞玉‧張惠屏
國際版權	王俐雯‧林冠妤
印務採購	曾玉霞
會計行政	王雅蕙‧李韶婉‧簡佩鈺
法律顧問	第一國際法律事務所　余淑杏律師
電子信箱	acme@acmebook.com.tw
采實官網	www.acmebook.com.tw
采實臉書	www.facebook.com/acmebook01

I S B N	978-986-507-185-1
定　　　價	360 元
初版一刷	2020 年 9 月
劃撥帳號	50148859
劃撥戶名	采實文化事業股份有限公司
	10457 台北市中山區南京東路二段 95 號 9 樓
	電話：(02) 2511-9798　　傳真：(02) 2571-3298

國家圖書館出版品預行編目資料

筋膜修復.重塑徒手按摩全書 / 南西.約翰斯
(Nancy J Johns) 著；楊雅婷譯 . -- 初版 . -- 臺北市
：采實文化, 2020.09
　　240 面；　17×23 公分 . -- (健康樹系列 ; 145)
　譯 自：Fix it with your hands : reshaping fascia
for pain relief and improved function
ISBN 978-986-507-185-1(平裝)

1. 肌筋膜放鬆術 2. 徒手治療

418.9314　　　　　　　　　　　　　109011275

Fix It With Your Hands
by Nancy J Johns, MS, OTR/L
Copyright © 2018 Nancy J Johns, MS, OTR/L
Chinese complex translation copyright © ACME Publishing
Co., Ltd., 2020
Published by arrangement with Nancy J Johns, MS, OTR/L
through LEE's Literary Agency
All rights reserved.